Susanne Lunk

Ausbildungsnachweis generalistische Pflegefachassistenzausbildung

Kompetenzorientierte Arbeits- und Lernaufgaben durchführen und dokumentieren

ELSEVIER

Elsevier GmbH, Bernhard-Wicki-Str. 5, 80636 München, Deutschland
Wir freuen uns über Ihr Feedback und Ihre Anregungen an kundendienst@elsevier.com

ISBN 978-3-437-25225-9
eISBN 978-3-437- 06424-1

Aus Gründen der Barrierefreiheit sind die Bilder in elektronischen Ausgaben dieses Buches mit Alt-Text-Beschreibungen (Alternativ-Text) versehen, die von Elsevier bereitgestellt werden. Mehr Informationen erhalten Sie unter https://www.elsevier.com/about/accessibility.

Bücher und Zeitschriften, die von Elsevier veröffentlicht werden, entsprechen den geltenden Produktsicherheitsanforderungen. Für etwaige Bedenken oder Fragen zur Produktsicherheit wenden Sie sich bitte an unseren autorisierten Vertreter, Elsevier B.V., productsafety@elsevier.com.

Elsevier nimmt eine neutrale Position in Bezug auf territoriale Meinungsverschiedenheiten oder Zuständigkeitsansprüche in seinen veröffentlichten Inhalten ein, einschließlich Landkarten und institutionellen Zugehörigkeiten.

1. Auflage 2025

Wichtiger Hinweis: Die medizinischen Wissenschaften unterliegen einem sehr schnellen Wissenszuwachs. Der stetige Wandel von Methoden, Wirkstoffen und Erkenntnissen ist allen an diesem Werk Beteiligten bewusst. Sowohl der Verlag als auch die Autorinnen und Autoren und alle, die an der Entstehung dieses Werkes beteiligt waren, haben große Sorgfalt darauf verwandt, dass die Angaben zu Methoden, Anweisungen, Produkten, Anwendungen oder Konzepten dem aktuellen Wissensstand zum Zeitpunkt der Fertigstellung des Werkes entsprechen.
Der Verlag kann jedoch keine Gewähr für Angaben zu Dosierung und Applikationsformen übernehmen. Es sollte stets eine unabhängige und sorgfältige Überprüfung von Diagnosen und Arzneimitteldosierungen sowie möglicher Kontraindikationen erfolgen. Jede Dosierung oder Applikation liegt in der Verantwortung der Anwenderin oder des Anwenders. Die Elsevier GmbH, die Autorinnen und Autoren und alle, die an der Entstehung des Werkes mitgewirkt haben, können keinerlei Haftung in Bezug auf jegliche Verletzung und/oder Schäden an Personen oder Eigentum, im Rahmen von Produkthaftung, Fahrlässigkeit oder anderweitig übernehmen.

Für die Vollständigkeit und Auswahl der aufgeführten Medikamente übernimmt der Verlag keine Gewähr.
Geschützte Warennamen (Warenzeichen) werden in der Regel besonders kenntlich gemacht (®). Aus dem Fehlen eines solchen Hinweises kann jedoch nicht automatisch geschlossen werden, dass es sich um einen freien Warennamen handelt.

Bibliografische Information der Deutschen Nationalbibliothek
Die Deutsche Nationalbibliothek verzeichnet diese Publikation in der Deutschen Nationalbibliografie; detaillierte bibliografische Daten sind im Internet über https://www.dnb.de abrufbar.

25 26 27 28 29 5 4 3 2 1

In ihren Veröffentlichungen verfolgt die Elsevier GmbH das Ziel, genderneutrale Formulierungen für Personengruppen zu verwenden. Um jedoch den Textfluss nicht zu stören sowie die gestalterische Freiheit nicht einzuschränken, wurden bisweilen Kompromisse eingegangen. Selbstverständlich sind **immer alle Geschlechter** gemeint.

Planung: Regina Pappers
Projektmanagement: Martina Gärtner
Redaktion: Ute Villwock, Heidelberg
Satz: Thomson Digital, Noida/Indien;
Druck und Bindung: EGEDSA, Sabadell (Barcelona)/Spanien
Umschlaggestaltung: SpieszDesign, Neu-Ulm
Titelfotografie: ©istockphoto.de

Aktuelle Informationen finden Sie im Internet unter **www.elsevier.de**

Vorwort

Seit nunmehr fünf Jahren hat sich die Pflegeausbildung gewandelt. Das wirkt sich auch auf die Pflegefachassistenten-Ausbildung aus. Die Pflegefachassistenten arbeiten in verschiedenen Settings, was sowohl in der theoretischen als auch in der praktischen Ausbildung einige Herausforderungen mit sich bringt.

Die Pflegefachassistenten sind oftmals diejenigen, die z.B. die Körperpflege bei den zu pflegenden Menschen durchführen, und tragen somit eine große Verantwortung. Sie sind die ersten, die Veränderungen, z.B. des Hautzustandes, erkennen müssen, aber auch in Notfallsituationen handeln können.

Auch die Pflegefachassistenten-Ausbildung ist darauf ausgerichtet, die Entwicklung von Handlungskompetenz zu fördern und Kompetenzen stetig weiterzuentwickeln. Das bedeutet zum einen besonders für die Praxisanleitenden eine hohe Flexibilität, da Auszubildende aus verschiedenen Bereichen kommend angeleitet werden müssen, und zum anderen, dass die Auszubildenden ein hohes Maß an Eigenverantwortung und Disziplin mitbringen müssen, um dem Pluralismus der Ausbildung gerecht werden zu können.

Dazu ist neben der Verinnerlichung des theoretischen Wissens die Umsetzung in der praktischen Ausbildung unabdingbar.

Hierfür bedarf es verschiedener Aufgaben, die die Pflegefachassistenten in der Ausbildung bearbeiten müssen, um die angestrebten Kompetenzen erreichen und entwickeln zu können.

Die Arbeits- und Lernaufgaben sind so konzipiert, dass sie die Auszubildenden eigenverantwortlich und autonom bearbeiten können. Wie die Ausbildung selbst, sind auch die Arbeits- und Lernaufgaben exemplarisch gestaltet. Für die Entwicklung der Auszubildenden, die Dokumentation und den Nachweis der praktischen Ausbildung und für die Zulassung zum staatlichen Examen stehen in diesem Ausbildungsnachweis verschiedene Dokumente, wie z.B. Vorlagen für das Erst,- Zwischen- und Abschlussgespräch, Reflexionsbögen für den Auszubildenden und Praxisanleitenden und eine Vorlage für die Dokumentation der Arbeits- und Lernaufgaben mit der Auflistung nach Kompetenzbereichen und der gesetzlich geforderten 10% Praxisanleitung vor.

Köln, Januar 2025
Susanne Lunk

Autorin

Susanne Lunk ist Lehrerin für Pflege und Gesundheit und absolvierte ihren Master of Arts an der Katholischen Hochschule Köln. Sie sammelte vielseitige Erfahrungen in der Lehre und als Pflege- und Ethikberaterin. In der derzeitigen Tätigkeit an einer Pflegeschule in Leverkusen fungiert sie als Integrationsberaterin für ausländische Pflegefachkräfte, die sich im Anerkennungsprozess befinden, und begleitet sie sowohl im theoretischen Unterricht als auch bei der praktischen Anleitung.

Quellen

Lunk, S. Ausbildungsnachweis Pflege, Elsevier 2023

https://www.bibb.de/dokumente/pdf/AB26_Rahmenausbildungsplaene_aktualisiert_11-2023.pdf letzter Zugriff: 07.10.2024

https://www.bmfsfj.de/resource/blob/244092/365b5d45d665636e3f94fe69eecec14f/gesetz-bundeskabinett-1-data.pdf, letzter Zugriff: 20.01.2025

Benutzerhinweise

So arbeiten Sie mit dem Buch

Hier kann eine Aufgabe ausgewählt werden, oder es kann auch der gesamte Aufgabenkomplex bearbeitet werden

Aufgabenkomplex 2 12 davon sind vorhanden

Tab. 2.1 Arbeits- und Lernaufgabe: Aufgabenkomplex 2

Arbeits- und Lernaufgabe:	Aufgabe	Aufgabe wählen/ Datum	Wurden Aufgaben schon in einem anderen Setting durchgeführt? (Seitenzahl der dokumentierten Aufgabe eintragen)
	Führen Sie eine Risikoeinschätzung aufgrund von vorhandenen Einschränkungen und Krankheitsbildern durch und teilen diese der zuständigen Pflegefachperson mit. (KB 1.2)		
	Suchen Sie einen zu pflegenden Menschen aus, der Ihren Anweisungen folgen kann. Leiten Sie ihn nun zu einfachen Bewegungsabläufen oder einfachen Handlungen an. (KB II.2)		
	Fixieren Sie schriftlich verschiedene Arbeitsabläufe in unterschiedlichen Schichten und vergleichen diese mit anderen Bereichen. (KB III.1)		
	Überprüfen Sie Ihr eigenes Handeln auf Grundlage von Standards und Vorschriften danach, ob es den aktuellen Qualitätsansprüchen entspricht. (KB IV.1)		
	Setzen Sie bewusst Maßnahmen zur eigenen Gesunderhaltung im Pflegehandeln um (z. B. Prinzipien des rückenschonenden Arbeitens, Nutzen von Hilfsmitteln, gesunde Ernährung). (KB V.2)		

Aufgaben zu allen Kompetenzbereichen (KB)

Wurden einzelne Aufgaben schon in einem anderen Setting erledigt, kann das hier notiert werden

Beispiel	Gestern wurde Frau Moritz auf dem Wohnbereich „Sonnenschein" aufgenommen, auf dem Sie tätig sind. Zusammen mit Ihrer Praxisanleitung nehmen Sie eine Einschätzung vor und befragen Frau Moritz zu ihren Risikofaktoren. Daraufhin besprechen Sie die Prophylaxen, die durchgeführt werden sollen. Sie haben festgestellt, dass Frau Moritz in ihrer Bewegung eingeschränkt ist, aber sie ist sehr motiviert, sich zu bewegen. Bei der morgendlichen Pflege leiten Sie sie zu einfachen Bewegungen an, die sie gut durchführen kann. Dabei achten Sie bewusst auf eine rückengerechte Arbeitsweise, da das Ihr Schwachpunkt ist. Außerdem ist Ihnen aufgefallen, dass Sie, wenn es hektisch ist, hygienische Vorschriften nicht komplett beachten. Das wollen Sie ändern und überlegen im Pfl egalltag, ob Sie sich korrekt verhalten. Dafür fixieren Sie die Arbeitsabläufe während des Früh- und Spätdienstes schriftlich.

Am Ende jedes Aufgabenkomplexes befindet sich eine Beispielaufgabe. Diese bedient alle Kompetenzbereiche des Aufgabenkomplexes

Zu jeder Aufgabe gehören:
- Reflexionsbogen für Auszubildende
- Reflexionsbogen für Praxisanleitung

Gehört zu jedem Aufgabenkomplex

Im Kapitel 13:
- Ablauf der Praxisbegleitung
- Vorlagen für ein Lerntagebuch für die/den Azubi
- Nachweis der durchgeführten Arbeits- und Lernaufgaben
- Stundennachweis
- Vorlagen für ein Erst-, Zwischen- und Abschlussgespräch

Hinweis zu den Patientenfällen

Die Namen der Patientinnen und Patienten, die Beschreibungen ihrer Erkrankungen, die Orte und Situationen sind alle realitätsnah, aber frei erfunden. Jegliche Ähnlichkeiten mit echten Personen und Geschehnissen sowie Orten und Institutionen sind daher rein zufällig und nicht beabsichtigt.

Fehler gefunden?

An unsere Inhalte haben wir sehr hohe Ansprüche. Trotz aller Sorgfalt kann es jedoch passieren, dass sich ein Fehler einschleicht oder fachlich-inhaltliche Aktualisierungen notwendig geworden sind.

Sobald ein relevanter Fehler entdeckt wird, stellen wir eine Korrektur zur Verfügung. Mit diesem QR-Code gelingt der schnelle Zugriff.

https://else4.de/978-3-437-25225-9

Wir sind dankbar für jeden Hinweis, der uns hilft, dieses Werk zu verbessern. Bitte richten Sie Ihre Anregungen, Lob und Kritik an folgende E-Mail-Adresse: kundendienst@elsevier.com

Inhaltsverzeichnis

KAPITEL

1 Aufgabenkomplex 1: KB 1.2, KB II.1, KB III.1, KB IV.1, KB V.1

1.1 Arbeits- und Lernaufgabe Vitalwerte, nonverbale Kommunikation, Hygiene, ökonomisches und ökologisches Verhalten, Aufrechterhaltung der Qualität, pflegewissenschaftliche Erkenntnisse

Tab. 1.1 Arbeits- und Lernaufgabe: Aufgabenkomplex 1

Arbeits- und Lernaufgabe:	Aufgaben	Aufgabe wählen/ Datum	Wurden Aufgaben schon in einem anderen Setting durchgeführt? (Seitenzahl der dokumentierten Aufgabe eintragen)
	Führen Sie bei einem zu pflegenden Menschen eine Blutdruck- und Pulsmessung durch. Beurteilen Sie die gemessenen Werte und teilen Sie Ihre Erkenntnisse der Praxisanleitung/Pflegefachpersonen mit. Dokumentieren Sie die gemessenen Werte. (KB I.2)		
	Wiederholen Sie oder informieren Sie sich über die Möglichkeit nonverbaler Interaktionen. Wenden Sie nonverbale Interaktionsstrukturen an und nehmen nonverbale Signale des zu pflegenden Menschen wahr. (KB II.1)		
	Dokumentieren Sie für sich, nach welchen Prinzipien Hygienevorschriften, ökologische und ökonomische Grundsätze im Bereich umgesetzt werden. (KB III.1)		
	Wirken Sie bei der Aufrechterhaltung der Qualität der pflegerischen Leistungen und der Versorgung in den einzelnen Versorgungsbereichen mit. (KB IV.1)		
	Informieren Sie sich in Fachzeitschriften/Standards über neueste pflegewissenschaftliche Erkenntnisse und teilen diese mit dem Pflegeteam. (KB V.1)		
Situation vor Ort			

Tab. 1.1 Arbeits- und Lernaufgabe: Aufgabenkomplex 1 *(Forts.)*

Arbeits- und Lernaufgabe:	Aufgaben				Aufgabe wählen/ Datum	Wurden Aufgaben schon in einem anderen Setting durchgeführt? (Seitenzahl der dokumentierten Aufgabe eintragen)
Kompetenzbereiche I.2, II.1, III.1, IV.1, V.1						
	Stationäre Langzeitpflege	Ambulante Pflege	Stationäre Akutpflege	Pädiatrie	Psychiatrie	Sonstiges
Bereich, in dem die Arbeits- und Lernaufgabe ausgeführt wird:						

	Notizen, Gedanken	Bereit oder sind noch Fragen offen?
Vorbereitung auf die Aufgabe: Wissen generieren oder Vorwissen anwenden/ Vorgaben oder Besonderheiten im Bereich		
Werden Materialien benötigt, um die Aufgabe durchzuführen?		
Benötige ich Unterstützung durch den Praxisanleitenden/die Pflegefachkraft?		
Bin ich in meiner Kompetenzentwicklung so weit fortgeschritten, dass ich die Aufgabe durchführen darf/kann?		
Welche Ziele verfolge ich bei der Durchführung der Aufgaben?		
Beispiel	Herr Yilmaz wurde wegen einer hypertensiven Krise auf Ihrer Station aufgenommen und Sie haben die Aufgabe, ihn zu betreuen. Als Sie heute die Blutdruck- und Pulskontrolle durchführen, ist Herr Yilmaz sehr still und in sich gekehrt. Er sieht traurig aus. Sie fragen ihn, ob alles in Ordnung ist. Er antwortet „Ja". Sie sprechen die Situation im Team an. Ihr Kollege Hannes erzählt Ihnen, dass die Tochter von Herrn Yilmaz schwer erkrankt ist und er sich deswegen so verhält. Sie vereinbaren, dass sie die Situation bei der Übergabe zusammen im Team besprechen und überlegen werden, wie sie Herrn Yilmaz helfen können. Heute hat Ihre Praxisanleiterin Andrea Ihnen die Aufgabe gegeben, während der Frühschicht zu beobachten und zu beurteilen, ob die Pflege nach den Vorgaben und Standards der Station durchgeführt wird. Für den morgigen Tag sollen Sie sich die Fachzeitschrift „Krankenhaus" ansehen und feststellen, ob es neue Erkenntnisse gibt, die im Versorgungsbereich umgesetzt werden können.	

1

1.2 Reflexionsbogen für Auszubildende: Aufgabenkomplex 1

Tab. 1.2 Selbstreflexion des/der Auszubildenden zum Aufgabenkomplex 1

Einsatzform	
Name des/der Auszubildenden: **Klasse/Kurs:**	
Arbeits- und Lernaufgabe/Anleitungssituation:	
Kompetenzbereich I	
	Situationsbeschreibung mit Begründung
In welchen Situationen fühlte ich mich sicher?	
In welchen Situationen fühlte ich mich unsicher?	
Was werde ich tun, um eine Kompetenzsteigerung zu erreichen? Was hat die Praxisanleitung empfohlen?	
Kompetenzbereich II	
	Situationsbeschreibung mit Begründung
In welchen Situationen fühlte ich mich sicher?	
In welchen Situationen fühlte ich mich unsicher?	
Was werde ich tun, um eine Kompetenzsteigerung zu erreichen? Was hat die Praxisanleitung empfohlen?	
Kompetenzbereich III	
	Situationsbeschreibung mit Begründung
In welchen Situationen fühlte ich mich sicher?	

Tab. 1.2 Selbstreflexion des/der Auszubildenden zum Aufgabenkomplex 1 *(Forts.)*

Einsatzform	
In welchen Situationen fühlte ich mich unsicher?	
Was werde ich tun, um eine Kompetenzsteigerung zu erreichen? Was hat die Praxisanleitung empfohlen?	
Kompetenzbereich IV	
	Situationsbeschreibung mit Begründung
In welchen Situationen fühlte ich mich sicher?	
In welchen Situationen fühlte ich mich unsicher?	
Was werde ich tun, um eine Kompetenzsteigerung zu erreichen? Was hat die Praxisanleitung empfohlen?	
Kompetenzbereich V	
	Situationsbeschreibung mit Begründung
In welchen Situationen fühlte ich mich sicher/wohl?	
In welchen Situationen fühlte ich mich unsicher/unwohl?	
Was werde ich tun, um eine Kompetenzsteigerung zu erreichen? Was hat die Praxisanleitung empfohlen?	

Notizen

1.3 Reflexionsbogen für die Praxisanleitung: Aufgabenkomplex 1

Tab. 1.3 Reflexionsbogen für die Praxisanleitung zum Aufgabenkomplex 1

Einsatzform	
Name des/der Auszubildenden: **Klasse/Kurs:**	
Arbeits- und Lernaufgabe/Anleitungssituation:	
Kompetenzbereich I	
	Situationsbeschreibung mit Begründung
In welchen Situationen fühlte sich der/die Auszubildende sicher?	
In welchen Situationen fühlte sich der/die Auszubildende unsicher?	
Was muss der/die Auszubildende tun, um eine Kompetenzsteigerung zu erreichen?	
Kompetenzbereich II	
	Situationsbeschreibung mit Begründung
In welchen Situationen fühlte sich der/die Auszubildende sicher?	
In welchen Situationen fühlte sich der/die Auszubildende unsicher?	
Was muss der/die Auszubildende tun, um eine Kompetenzsteigerung zu erreichen?	
Kompetenzbereich III	
	Situationsbeschreibung mit Begründung
In welchen Situationen fühlte sich der/die Auszubildende sicher?	

1

Tab. 1.3 Reflexionsbogen für die Praxisanleitung zum Aufgabenkomplex 1 *(Forts.)*

Einsatzform	
In welchen Situationen fühlte sich der/die Auszubildende unsicher?	
Was muss der/die Auszubildende tun, um eine Kompetenzsteigerung zu erreichen?	
Kompetenzbereich IV	
	Situationsbeschreibung mit Begründung
In welchen Situationen fühlte sich der/die Auszubildende sicher?	
In welchen Situationen fühlte sich der/die Auszubildende unsicher?	
Was muss der/die Auszubildende tun, um eine Kompetenzsteigerung zu erreichen?	
Kompetenzbereich V	
	Situationsbeschreibung mit Begründung
In welchen Situationen fühlte sich der/die Auszubildende sicher?	
In welchen Situationen fühlte sich der/die Auszubildende unsicher?	
Was muss der/die Auszubildende tun, um eine Kompetenzsteigerung zu erreichen?	

Gesprächsnotizen

KAPITEL

2 Aufgabenkomplex 2: KB I.2, KB II.2, KB III.1, KB IV.1, KB V.2

2.1 Arbeits- und Lernaufgabe Risikoeinschätzung, Anleiten bei Bewegungsabläufen, Arbeitsabläufe, Qualitätsansprüche von Standards, eigene Gesunderhaltung

Tab. 2.1 Arbeits- und Lernaufgabe: Aufgabenkomplex 2

Arbeits- und Lernaufgabe:	Aufgaben	Aufgabe wählen/ Datum	Wurden Aufgaben schon in einem anderen Setting durchgeführt? (Seitenzahl der dokumentierten Aufgabe eintragen)
	Führen Sie eine Risikoeinschätzung aufgrund von vorhandenen Einschränkungen und Krankheitsbildern durch und teilen diese der zuständigen Pflegefachperson mit. (KB I.2)		
	Suchen Sie einen zu pflegenden Menschen aus, der Ihren Anweisungen folgen kann. Leiten Sie ihn nun zu einfachen Bewegungsabläufen oder einfachen Handlungen an. (KB II.2)		
	Fixieren Sie schriftlich verschiedene Arbeitsabläufe in unterschiedlichen Schichten und vergleichen diese mit anderen Bereichen. (KB III.1)		
	Überprüfen Sie Ihr eigenes Handeln auf Grundlage von Standards und Vorschriften danach, ob es den aktuellen Qualitätsansprüchen entspricht. (KB IV.1)		
	Setzen Sie bewusst Maßnahmen zur eigenen Gesunderhaltung im Pflegehandeln um (z. B. Prinzipien des rückenschonenden Arbeitens, Nutzen von Hilfsmitteln, gesunde Ernährung). (KB V.2)		
Situation vor Ort			

Tab. 2.1 **Arbeits- und Lernaufgabe: Aufgabenkomplex 2** *(Forts.)*

Arbeits- und Lernaufgabe:	Aufgaben	Aufgabe wählen/ Datum	Wurden Aufgaben schon in einem anderen Setting durchgeführt? (Seitenzahl der dokumentierten Aufgabe eintragen)

Kompetenzbereiche I.2, II.2, III.1, IV.1, V.2						
	Stationäre Langzeitpflege	Ambulante Pflege	Stationäre Akutpflege	Pädiatrie	Psychiatrie	Sonstiges
Bereich, in dem die Arbeits- und Lernaufgabe ausgeführt wird:						

	Notizen, Gedanken	Bereit oder sind noch Fragen offen?
Vorbereitung auf die Aufgabe: Wissen generieren oder Vorwissen anwenden/ Vorgaben oder Besonderheiten im Bereich		
Werden Materialien benötigt, um die Aufgabe durchzuführen?		
Benötige ich Unterstützung durch den Praxisanleitenden/die Pflegefachkraft?		
Bin ich in meiner Kompetenzentwicklung so weit fortgeschritten, dass ich die Aufgabe durchführen darf/kann?		
Welche Ziele verfolge ich bei der Durchführung der Aufgaben?		
Beispiel	Gestern wurde Frau Moritz auf dem Wohnbereich „Sonnenschein" aufgenommen, auf dem Sie tätig sind. Zusammen mit Ihrer Praxisanleitung nehmen Sie eine Einschätzung vor und befragen Frau Moritz zu ihren Risikofaktoren. Daraufhin besprechen Sie die Prophylaxen, die durchgeführt werden sollen. Sie haben festgestellt, dass Frau Moritz in ihrer Bewegung eingeschränkt ist, aber sie ist sehr motiviert, sich zu bewegen. Bei der morgendlichen Pflege leiten Sie sie zu einfachen Bewegungen an, die sie gut durchführen kann. Dabei achten Sie bewusst auf eine rückengerechte Arbeitsweise, da das Ihr Schwachpunkt ist. Außerdem ist Ihnen aufgefallen, dass Sie, wenn es hektisch ist, hygienische Vorschriften nicht komplett beachten. Das wollen Sie ändern und überlegen im Pflegalltag, ob Sie sich korrekt verhalten. Dafür fixieren Sie die Arbeitsabläufe während des Früh- und Spätdienstes schriftlich.	

2.2 Reflexionsbogen für Auszubildende: Aufgabenkomplex 2

2

Tab. 2.2 Selbstreflexion des/der Auszubildenden zum Aufgabenkomplex 2

Einsatzform	
Name des/der Auszubildenden: **Klasse/Kurs:**	
Arbeits- und Lernaufgabe/Anleitungssituation:	
Kompetenzbereich I	
	Situationsbeschreibung mit Begründung
In welchen Situationen fühlte ich mich sicher?	
In welchen Situationen fühlte ich mich unsicher?	
Was werde ich tun, um eine Kompetenzsteigerung zu erreichen? Was hat die Praxisanleitung empfohlen?	
Kompetenzbereich II	
	Situationsbeschreibung mit Begründung
In welchen Situationen fühlte ich mich sicher?	
In welchen Situationen fühlte ich mich unsicher?	
Was werde ich tun, um eine Kompetenzsteigerung zu erreichen? Was hat die Praxisanleitung empfohlen?	
Kompetenzbereich III	
	Situationsbeschreibung mit Begründung
In welchen Situationen fühlte ich mich sicher?	

Tab. 2.2 Selbstreflexion des/der Auszubildenden zum Aufgabenkomplex 2 *(Forts.)*

Einsatzform	
In welchen Situationen fühlte ich mich unsicher?	
Was werde ich tun, um eine Kompetenzsteigerung zu erreichen? Was hat die Praxisanleitung empfohlen?	
Kompetenzbereich IV	
	Situationsbeschreibung mit Begründung
In welchen Situationen fühlte ich mich sicher?	
In welchen Situationen fühlte ich mich unsicher?	
Was werde ich tun, um eine Kompetenzsteigerung zu erreichen? Was hat die Praxisanleitung empfohlen?	
Kompetenzbereich V	
	Situationsbeschreibung mit Begründung
In welchen Situationen fühlte ich mich sicher/wohl?	
In welchen Situationen fühlte ich mich unsicher/unwohl?	
Was werde ich tun, um eine Kompetenzsteigerung zu erreichen? Was hat die Praxisanleitung empfohlen?	

Notizen

2.3 Reflexionsbogen für die Praxisanleitung: Aufgabenkomplex 2

Tab. 2.3 Reflexionsbogen für die Praxisanleitung zum Aufgabenkomplex 2

Einsatzform	
Name des/der Auszubildenden: **Klasse/Kurs:**	
Arbeits- und Lernaufgabe/Anleitungssituation:	
Kompetenzbereich I	
	Situationsbeschreibung mit Begründung
In welchen Situationen fühlte sich der/die Auszubildende sicher?	
In welchen Situationen fühlte sich der/die Auszubildende unsicher?	
Was muss der/die Auszubildende tun, um eine Kompetenzsteigerung zu erreichen?	
Kompetenzbereich II	
	Situationsbeschreibung mit Begründung
In welchen Situationen fühlte sich der/die Auszubildende sicher?	
In welchen Situationen fühlte sich der/die Auszubildende unsicher?	
Was muss der/die Auszubildende tun, um eine Kompetenzsteigerung zu erreichen?	
Kompetenzbereich III	
	Situationsbeschreibung mit Begründung
In welchen Situationen fühlte sich der/die Auszubildende sicher?	

Tab. 2.3 Reflexionsbogen für die Praxisanleitung zum Aufgabenkomplex 2 *(Forts.)*

Einsatzform	
In welchen Situationen fühlte sich der/die Auszubildende unsicher?	
Was muss der/die Auszubildende tun, um eine Kompetenzsteigerung zu erreichen?	
Kompetenzbereich IV	
	Situationsbeschreibung mit Begründung
In welchen Situationen fühlte sich der/die Auszubildende sicher?	
In welchen Situationen fühlte sich der/die Auszubildende unsicher?	
Was muss der/die Auszubildende tun, um eine Kompetenzsteigerung zu erreichen?	
Kompetenzbereich V	
	Situationsbeschreibung mit Begründung
In welchen Situationen fühlte sich der/die Auszubildende sicher?	
In welchen Situationen fühlte sich der/die Auszubildende unsicher?	
Was muss der/die Auszubildende tun, um eine Kompetenzsteigerung zu erreichen?	

Gesprächsnotizen

 ISBN 978-3-437-25225-9

KAPITEL

3 Aufgabenkomplex 3: KB I.2, KB II.1, KB III.1, KB IV.2, KB V.2

3

3.1 Arbeits- und Lernaufgabe Unterstützungsbedarf bei täglichen Bedürfnissen, Interaktionsstrukturen, Elemente Dienstplan, Ökologie und Ökonomie, persönliche Gesunderhaltung

Tab. 3.1 Arbeits- und Lernaufgabe: Aufgabenkomplex 3

Arbeits- und Lernaufgabe:	Aufgaben	Aufgabe wählen/ Datum	Wurden Aufgaben schon in einem anderen Setting durchgeführt? (Seitenzahl der dokumentierten Aufgabe eintragen)
	Ermitteln Sie den Unterstützungsbedarf von zu pflegenden Menschen in einer nicht komplexen Pflegesituation im Bereich der Körperpflege, Ausscheidung, Kleidung oder Essen und Trinken. (KB I.2)		
	Überlegen Sie, in welchen Situationen Sie positive Wirkungen in einer professionellen Interaktionsgestaltung wahrnehmen konnten. Beschreiben und deuten Sie diese Situation und sprechen Sie bei Unsicherheiten in der Deutung dieser Situation mit der Praxisanleitung/Pflegefachperson. (KB II.1)		
	Besprechen Sie mit der Praxisanleitung/Pflegefachperson die einzelnen Elemente des Dienstplans. (KB III.1)		
	Beschreiben Sie im Zusammenhang mit der Körperpflege, welche Maßnahmen für Sie ökologisch und ökonomisch sind. (KB IV.2)		
	Legen Sie für sich schriftlich dar, welche Maßnahmen zur persönlichen Gesunderhaltung Sie durchführen und wo Verbesserungsbedarf besteht. (KB V.2)		
Situation vor Ort			

Tab. 3.1 Arbeits- und Lernaufgabe: Aufgabenkomplex 3 *(Forts.)*

Arbeits- und Lernaufgabe:	Aufgaben	Aufgabe wählen/ Datum	Wurden Aufgaben schon in einem anderen Setting durchgeführt? (Seitenzahl der dokumentierten Aufgabe eintragen)
Kompetenzbereiche I.2, II.1, III.1, IV.2, V.2			

	Stationäre Langzeitpflege	Ambulante Pflege	Stationäre Akutpflege	Pädiatrie	Psychiatrie	Sonstiges
Bereich, in dem die Arbeits- und Lernaufgabe ausgeführt wird:						

	Notizen, Gedanken	Bereit oder sind noch Fragen offen?
Vorbereitung auf die Aufgabe: Wissen generieren oder Vorwissen anwenden/ Vorgaben oder Besonderheiten im Bereich		
Werden Materialien benötigt, um die Aufgabe durchzuführen?		
Benötige ich Unterstützung durch den Praxisanleitenden/die Pflegefachkraft?		
Bin ich in meiner Kompetenzentwicklung so weit fortgeschritten, dass ich die Aufgabe durchführen darf/kann?		
Welche Ziele verfolge ich bei der Durchführung der Aufgaben?		

Beispiel	Herr Cordalis ist nach einem Oberschenkelhalsbruch aus dem Krankenhaus zurück nach Hause entlassen worden. Sie ermitteln zusammen mit Ihrer Praxisanleitung vor Ort bei Herrn Cordalis, bei welchen Verrichtungen er Hilfe benötigt und beraten ihn professionell zum Umgang mit Hilfsmitteln. Sie haben den Eindruck, dass Herr Cordalis interessiert zuhört, sind sich aber nicht sicher. Später möchten Sie dies noch mit Ihrer Praxisanleitung besprechen. Ökologisch ist z.B., wenn bei der Körperpflege nicht die ganze Zeit das Wasser läuft. Ein ökonomischer Umgang mit Pflegemitteln bedeutet, dass nur so viel wie nötig verwendet wird. In der übernächsten Woche möchten Sie gern einen Tag frei haben, da Sie an einer Feier teilnehmen möchten. Sie besprechen diesbezüglich den Dienstplan mit Ihrer Pflegedienstleitung.

3.2 Reflexionsbogen für Auszubildende: Aufgabenkomplex 3

Tab. 3.2 Selbstreflexion des/der Auszubildenden zum Aufgabenkomplex 3

Einsatzform	
Name des/der Auszubildenden: **Klasse/Kurs:**	
Arbeits- und Lernaufgabe/Anleitungssituation:	
Kompetenzbereich I	
	Situationsbeschreibung mit Begründung
In welchen Situationen fühlte ich mich sicher?	
In welchen Situationen fühlte ich mich unsicher?	
Was werde ich tun, um eine Kompetenzsteigerung zu erreichen? Was hat die Praxisanleitung empfohlen?	
Kompetenzbereich II	
	Situationsbeschreibung mit Begründung
In welchen Situationen fühlte ich mich sicher?	
In welchen Situationen fühlte ich mich unsicher?	
Was werde ich tun, um eine Kompetenzsteigerung zu erreichen? Was hat die Praxisanleitung empfohlen?	
Kompetenzbereich III	
	Situationsbeschreibung mit Begründung
In welchen Situationen fühlte ich mich sicher?	

3

Tab. 3.2 Selbstreflexion des/der Auszubildenden zum Aufgabenkomplex 3 *(Forts.)*

Einsatzform	
In welchen Situationen fühlte ich mich unsicher?	
Was werde ich tun, um eine Kompetenzsteigerung zu erreichen? Was hat die Praxisanleitung empfohlen?	
Kompetenzbereich IV	
	Situationsbeschreibung mit Begründung
In welchen Situationen fühlte ich mich sicher?	
In welchen Situationen fühlte ich mich unsicher?	
Was werde ich tun, um eine Kompetenzsteigerung zu erreichen? Was hat die Praxisanleitung empfohlen?	
Kompetenzbereich V	
	Situationsbeschreibung mit Begründung
In welchen Situationen fühlte ich mich sicher/wohl?	
In welchen Situationen fühlte ich mich unsicher/unwohl?	
Was werde ich tun, um eine Kompetenzsteigerung zu erreichen? Was hat die Praxisanleitung empfohlen?	

Notizen

3.3 Reflexionsbogen für die Praxisanleitung: Aufgabenkomplex 3

Tab. 3.3 Reflexionsbogen für die Praxisanleitung zum Aufgabenkomplex 3

Einsatzform	
Name des/der Auszubildenden: **Klasse/Kurs:**	
Arbeits- und Lernaufgabe/Anleitungssituation:	
Kompetenzbereich I	
	Situationsbeschreibung mit Begründung
In welchen Situationen fühlte sich der/die Auszubildende sicher?	
In welchen Situationen fühlte sich der/die Auszubildende unsicher?	
Was muss der/die Auszubildende tun, um eine Kompetenzsteigerung zu erreichen?	
Kompetenzbereich II	
	Situationsbeschreibung mit Begründung
In welchen Situationen fühlte sich der/die Auszubildende sicher?	
In welchen Situationen fühlte sich der/die Auszubildende unsicher?	
Was muss der/die Auszubildende tun, um eine Kompetenzsteigerung zu erreichen?	
Kompetenzbereich III	
	Situationsbeschreibung mit Begründung
In welchen Situationen fühlte sich der/die Auszubildende sicher?	

3

Tab. 3.3 Reflexionsbogen für die Praxisanleitung zum Aufgabenkomplex 3 *(Forts.)*

Einsatzform	
In welchen Situationen fühlte sich der/die Auszubildende unsicher?	
Was muss der/die Auszubildende tun, um eine Kompetenzsteigerung zu erreichen?	
Kompetenzbereich IV	
	Situationsbeschreibung mit Begründung
In welchen Situationen fühlte sich der/die Auszubildende sicher?	
In welchen Situationen fühlte sich der/die Auszubildende unsicher?	
Was muss der/die Auszubildende tun, um eine Kompetenzsteigerung zu erreichen?	
Kompetenzbereich V	
	Situationsbeschreibung mit Begründung
In welchen Situationen fühlte sich der/die Auszubildende sicher?	
In welchen Situationen fühlte sich der/die Auszubildende unsicher?	
Was muss der/die Auszubildende tun, um eine Kompetenzsteigerung zu erreichen?	

Gesprächsnotizen

3

KAPITEL

4 Aufgabenkomplex 4: KB I.2, KB II.3, KB III.3, KB IV.2, KB V.2

4.1 Arbeits- und Lernaufgabe Prophylaxen, Wertevorstellungen, Struktur der Organisation, sinnvolles ökologisches und ökonomisches Verhalten, Betroffenheit in Pflegesituationen

Tab. 4.1 Arbeits- und Lernaufgabe: Aufgabenkomplex 4

Arbeits- und Lernaufgabe:	Aufgaben	Aufgabe wählen/ Datum	Wurden Aufgaben schon in einem anderen Setting durchgeführt? (Seitenzahl der dokumentierten Aufgabe eintragen)
	Ermitteln Sie Gefährdungen der zu pflegenden Menschen und folgern Sie daraus die durchzuführenden Prophylaxen. Dokumentieren Sie Ihre Erkenntnisse. (KB I.2)		
	Beobachten Sie die Pflegenden in Ihrer täglichen Arbeit und erkennen und benennen Sie die Wertevorstellungen des jeweiligen Versorgungsbereiches. (KB II)		
	Sammeln Sie Informationen zu typischen, im Versorgungsbereich vorhandenen Strukturen der Organisation und erstellen eine Mindmap dazu. (KB III.3)		
	Überlegen Sie in verschiedenen Schichten und Versorgungskontexten, ob Ihr Handeln ökologisch und ökonomisch sinnvoll ist und was Sie ggf. ändern können. (KB IV.2)		
	Sprechen Sie Situationen an, die bei Ihnen Betroffenheit ausgelöst haben und suchen Sie zusammen mit dem Pflegeteam nach persönlichen Lösungen. (KB V.2)		
Situation vor Ort			

Tab. 4.1 Arbeits- und Lernaufgabe: Aufgabenkomplex 4 *(Forts.)*

Arbeits- und Lernaufgabe:	Aufgaben	Aufgabe wählen/ Datum	Wurden Aufgaben schon in einem anderen Setting durchgeführt? (Seitenzahl der dokumentierten Aufgabe eintragen)
Kompetenzbereiche I.2, II.3, III.3, IV.2, V.2			

	Stationäre Langzeitpflege	Ambulante Pflege	Stationäre Akutpflege	Pädiatrie	Psychiatrie	Sonstiges
Bereich, in dem die Arbeits- und Lernaufgabe ausgeführt wird:						

	Notizen, Gedanken	Bereit oder sind noch Fragen offen?
Vorbereitung auf die Aufgabe: Wissen generieren oder Vorwissen anwenden/ Vorgaben oder Besonderheiten im Bereich		
Werden Materialien benötigt, um die Aufgabe durchzuführen?		
Benötige ich Unterstützung durch den Praxisanleitenden/die Pflegefachkraft?		
Bin ich in meiner Kompetenzentwicklung so weit fortgeschritten, dass ich die Aufgabe durchführen darf/kann?		
Welche Ziele verfolge ich bei der Durchführung der Aufgaben?		
Beispiel	Sie sind auf der geriatrischen Station tätig und sind heute für Frau Slabic zuständig. Sie liegt die meiste Zeit im Bett und führt maximal kleine Mikrobewegungen durch. Zusammen mit Ihrer Praxisanleitung stellen Sie fest, dass Frau Slabic dekubitus-, pneumonie- und thrombosegefährdet ist und legen zusammen Maßnahmen fest, um Prophylaxen durchzuführen. In den verschiedenen Diensten beobachten Sie Ihre Kolleginnen und Kollegen und machen sich Notizen zum Umgang mit den zu pflegenden Menschen. Sie nehmen wahr, dass sehr verantwortungsvoll mit den vorhandenen Ressourcen umgegangen wird und z.B. nicht unnötig E-Mails ausgedruckt werden oder bei der Körperpflege nicht das Wasser ununterbrochen läuft. Heute haben Sie beobachtet, wie ein Ehemann seine Frau geschlagen hat. Darüber waren Sie sehr bestürzt und sprechen mit der Praxisanleitung darüber.	

4.2 Reflexionsbogen für Auszubildende: Aufgabenkomplex 4

Tab. 4.2 Selbstreflexion des/der Auszubildenden zum Aufgabenkomplex 4

Einsatzform	
Name des/der Auszubildenden: **Klasse/Kurs:**	
Arbeits- und Lernaufgabe/Anleitungssituation:	
Kompetenzbereich I	
	Situationsbeschreibung mit Begründung
In welchen Situationen fühlte ich mich sicher?	
In welchen Situationen fühlte ich mich unsicher?	
Was werde ich tun, um eine Kompetenzsteigerung zu erreichen? Was hat die Praxisanleitung empfohlen?	
Kompetenzbereich II	
	Situationsbeschreibung mit Begründung
In welchen Situationen fühlte ich mich sicher?	
In welchen Situationen fühlte ich mich unsicher?	
Was werde ich tun, um eine Kompetenzsteigerung zu erreichen? Was hat die Praxisanleitung empfohlen?	
Kompetenzbereich III	
	Situationsbeschreibung mit Begründung
In welchen Situationen fühlte ich mich sicher?	

Tab. 4.2 Selbstreflexion des/der Auszubildenden zum Aufgabenkomplex 4 *(Forts.)*

Einsatzform	
In welchen Situationen fühlte ich mich unsicher?	
Was werde ich tun, um eine Kompetenzsteigerung zu erreichen? Was hat die Praxisanleitung empfohlen?	
Kompetenzbereich IV	
	Situationsbeschreibung mit Begründung
In welchen Situationen fühlte ich mich sicher?	
In welchen Situationen fühlte ich mich unsicher?	
Was werde ich tun, um eine Kompetenzsteigerung zu erreichen? Was hat die Praxisanleitung empfohlen?	
Kompetenzbereich V	
	Situationsbeschreibung mit Begründung
In welchen Situationen fühlte ich mich sicher/wohl?	
In welchen Situationen fühlte ich mich unsicher/unwohl?	
Was werde ich tun, um eine Kompetenzsteigerung zu erreichen? Was hat die Praxisanleitung empfohlen?	

4

Notizen

4

4.3 Reflexionsbogen für die Praxisanleitung: Aufgabenkomplex 4

Tab. 4.3 Reflexionsbogen für die Praxisanleitung zum Aufgabenkomplex 4

Einsatzform	
Name des/der Auszubildenden: **Klasse/Kurs:**	
Arbeits- und Lernaufgabe/Anleitungssituation:	
Kompetenzbereich I	
	Situationsbeschreibung mit Begründung
In welchen Situationen fühlte sich der/die Auszubildende sicher?	
In welchen Situationen fühlte sich der/die Auszubildende unsicher?	
Was muss der/die Auszubildende tun, um eine Kompetenzsteigerung zu erreichen?	
Kompetenzbereich II	
	Situationsbeschreibung mit Begründung
In welchen Situationen fühlte sich der/die Auszubildende sicher?	
In welchen Situationen fühlte sich der/die Auszubildende unsicher?	
Was muss der/die Auszubildende tun, um eine Kompetenzsteigerung zu erreichen?	
Kompetenzbereich III	
	Situationsbeschreibung mit Begründung
In welchen Situationen fühlte sich der/die Auszubildende sicher?	

4

Tab. 4.3 Reflexionsbogen für die Praxisanleitung zum Aufgabenkomplex 4 *(Forts.)*

Einsatzform	
In welchen Situationen fühlte sich der/die Auszubildende unsicher?	
Was muss der/die Auszubildende tun, um eine Kompetenzsteigerung zu erreichen?	
Kompetenzbereich IV	
	Situationsbeschreibung mit Begründung
In welchen Situationen fühlte sich der/die Auszubildende sicher?	
In welchen Situationen fühlte sich der/die Auszubildende unsicher?	
Was muss der/die Auszubildende tun, um eine Kompetenzsteigerung zu erreichen?	
Kompetenzbereich V	
	Situationsbeschreibung mit Begründung
In welchen Situationen fühlte sich der/die Auszubildende sicher?	
In welchen Situationen fühlte sich der/die Auszubildende unsicher?	
Was muss der/die Auszubildende tun, um eine Kompetenzsteigerung zu erreichen?	

Gesprächsnotizen

KAPITEL

5 Aufgabenkomplex 5: KB I.1, KB II.3, KB III.1, KB IV.2, KB V.2

5

5.1 Arbeits- und Lernaufgabe Pflegekonzept, eigene Haltung reflektieren, Supervision/kollegiale Beratung, ökonomisches und ökologisches Verhalten, Unter- und Überforderung

Tab. 5.1 Arbeits- und Lernaufgabe: Aufgabenkomplex 5

Arbeits- und Lernaufgabe:	Aufgaben	Aufgabe wählen/ Datum	Wurden Aufgaben schon in einem anderen Setting durchgeführt? (Seitenzahl der dokumentierten Aufgabe eintragen)
	Ermitteln Sie am Einsatzort die Grundprinzipien zum Pflegekonzept des Trägers der praktischen Ausbildung und in der durchgeführten Pflege und wenden diese an. (KB I.1)		
	Reflektieren Sie Ihre eigene Haltung und Ihr eigenes Verhalten in verschiedenen Anforderungssituationen und halten dies schriftlich fest. (KB II.3)		
	Fragen Sie Ihre Praxisanleitung, ob Sie bei einer Supervision oder kollegialen Beratung teilnehmen können. Identifizieren Sie für sich persönlich die Sinnhaftigkeit dieser Methoden. (KB III.1)		
	Halten Sie für sich schriftlich fest, wie Sie Ihr Pflegehandeln noch ökonomischer und ökologischer gestalten können. Tauschen Sie sich hierzu auch mit dem Pflegeteam aus. (KB IV.2)		
	Sprechen Sie das Team an, wenn Sie im Pflegealltag unter- oder überfordert sind. (KB V.2)		
Situation vor Ort			

5

Tab. 5.1 Arbeits- und Lernaufgabe: Aufgabenkomplex 5 *(Forts.)*

Arbeits- und Lernaufgabe:	Aufgaben				Aufgabe wählen/ Datum	Wurden Aufgaben schon in einem anderen Setting durchgeführt? (Seitenzahl der dokumentierten Aufgabe eintragen)
Kompetenzbereiche I.1, II.3, III.1, IV.2, V.2						
	Stationäre Langzeitpflege	Ambulante Pflege	Stationäre Akutpflege	Pädiatrie	Psychiatrie	Sonstiges
Bereich, in dem die Arbeits- und Lernaufgabe ausgeführt wird:						

	Notizen, Gedanken	Bereit oder sind noch Fragen offen?
Vorbereitung auf die Aufgabe: Wissen generieren oder Vorwissen anwenden/ Vorgaben oder Besonderheiten im Bereich		
Werden Materialien benötigt, um die Aufgabe durchzuführen?		
Benötige ich Unterstützung durch den Praxisanleitenden/die Pflegefachkraft?		
Bin ich in meiner Kompetenzentwicklung so weit fortgeschritten, dass ich die Aufgabe durchführen darf/kann?		
Welche Ziele verfolge ich bei der Durchführung der Aufgaben?		
Beispiel	Im Foyer der Einrichtung hängt das Pflegeleitbild. Sie haben heute die Aufgabe, sich mit dem Leitbild zu befassen und das für Sie Bedeutsamste herauszuschreiben. Sie betreuen eine Patientengruppe und möchten ganz bewusst darauf achten, wie Sie in welcher Situation mit den zu Pflegenden umgehen und ob Sie ökologisch und ökonomisch handeln. Bei der Körperpflege von Herrn Braune, der 120 kg wiegt, fühlen Sie sich überfordert und besprechen dies mit der Stationsleitung. Sie schlägt eine kollegiale Beratung vor.	

5

5.2 Reflexionsbogen für Auszubildende: Aufgabenkomplex 5

Tab. 5.2 Selbstreflexion des/der Auszubildenden zum Aufgabenkomplex 5

Einsatzform	
Name des/der Auszubildenden: **Klasse/Kurs:**	
Arbeits- und Lernaufgabe/Anleitungssituation:	
Kompetenzbereich I	
	Situationsbeschreibung mit Begründung
In welchen Situationen fühlte ich mich sicher?	
In welchen Situationen fühlte ich mich unsicher?	
Was werde ich tun, um eine Kompetenzsteigerung zu erreichen? Was hat die Praxisanleitung empfohlen?	
Kompetenzbereich II	
	Situationsbeschreibung mit Begründung
In welchen Situationen fühlte ich mich sicher?	
In welchen Situationen fühlte ich mich unsicher?	
Was werde ich tun, um eine Kompetenzsteigerung zu erreichen? Was hat die Praxisanleitung empfohlen?	
Kompetenzbereich III	
	Situationsbeschreibung mit Begründung
In welchen Situationen fühlte ich mich sicher?	

5

Tab. 5.2 Selbstreflexion des/der Auszubildenden zum Aufgabenkomplex 5 *(Forts.)*

Einsatzform	
In welchen Situationen fühlte ich mich unsicher?	
Was werde ich tun, um eine Kompetenzsteigerung zu erreichen? Was hat die Praxisanleitung empfohlen?	
Kompetenzbereich IV	
	Situationsbeschreibung mit Begründung
In welchen Situationen fühlte ich mich sicher?	
In welchen Situationen fühlte ich mich unsicher?	
Was werde ich tun, um eine Kompetenzsteigerung zu erreichen? Was hat die Praxisanleitung empfohlen?	
Kompetenzbereich V	
	Situationsbeschreibung mit Begründung
In welchen Situationen fühlte ich mich sicher/wohl?	
In welchen Situationen fühlte ich mich unsicher/unwohl?	
Was werde ich tun, um eine Kompetenzsteigerung zu erreichen? Was hat die Praxisanleitung empfohlen?	

Notizen

5.3 Reflexionsbogen für die Praxisanleitung: Aufgabenkomplex 5

Tab. 5.3 Reflexionsbogen für die Praxisanleitung zum Aufgabenkomplex 5

Einsatzform	
Name des/der Auszubildenden: **Klasse/Kurs:**	
Arbeits- und Lernaufgabe/Anleitungssituation:	
Kompetenzbereich I	
	Situationsbeschreibung mit Begründung
In welchen Situationen fühlte sich der/die Auszubildende sicher?	
In welchen Situationen fühlte sich der/die Auszubildende unsicher?	
Was muss der/die Auszubildende tun, um eine Kompetenzsteigerung zu erreichen?	
Kompetenzbereich II	
	Situationsbeschreibung mit Begründung
In welchen Situationen fühlte sich der/die Auszubildende sicher?	
In welchen Situationen fühlte sich der/die Auszubildende unsicher?	
Was muss der/die Auszubildende tun, um eine Kompetenzsteigerung zu erreichen?	
Kompetenzbereich III	
	Situationsbeschreibung mit Begründung
In welchen Situationen fühlte sich der/die Auszubildende sicher?	

5

Tab. 5.3 Reflexionsbogen für die Praxisanleitung zum Aufgabenkomplex 5 *(Forts.)*

Einsatzform	
In welchen Situationen fühlte sich der/die Auszubildende unsicher?	
Was muss der/die Auszubildende tun, um eine Kompetenzsteigerung zu erreichen?	
Kompetenzbereich IV	
	Situationsbeschreibung mit Begründung
In welchen Situationen fühlte sich der/die Auszubildende sicher?	
In welchen Situationen fühlte sich der/die Auszubildende unsicher?	
Was muss der/die Auszubildende tun, um eine Kompetenzsteigerung zu erreichen?	
Kompetenzbereich V	
	Situationsbeschreibung mit Begründung
In welchen Situationen fühlte sich der/die Auszubildende sicher?	
In welchen Situationen fühlte sich der/die Auszubildende unsicher?	
Was muss der/die Auszubildende tun, um eine Kompetenzsteigerung zu erreichen?	

Gesprächsnotizen

KAPITEL

6 Aufgabenkomplex 6: KB I.3, KB II.2, KB III.3, KB IV.1, KB V.1

6

6.1 Arbeits- und Lernaufgabe Körpernahe Interventionen, Aufnahmestruktur, Akteure therapeutisches Team, Qualitäts-Management in der Einrichtung, Pflegehandeln nach wissenschaftlichen Erkenntnissen

Tab. 6.1 Arbeits- und Lernaufgabe: Aufgabenkomplex 6

Arbeits- und Lernaufgabe:	Aufgaben	Aufgabe wählen/ Datum	Wurden Aufgaben schon in einem anderen Setting durchgeführt? (Seitenzahl der dokumentierten Aufgabe eintragen)
	Nehmen Sie Ihre eigenen Empfindungen bei körpernahen Interventionen (z. B. Essen anreichen, Körperpflege) oder Berührungen wahr. Sprechen Sie Ihre negativen und positiven Erfahrungen im Pflegeteam an. (KB I.3)		
	Informieren Sie sich über den in Ihrem Bereich vorhandenen Aufnahmebogen oder die Struktur bei einer Aufnahme und führen Sie das Aufnahmegespräch nach dem vorhandenen Standard. (KB II.2)		
	Identifizieren Sie die Akteure des therapeutischen Teams. Erfassen Sie die Strukturen der Zusammenarbeit im therapeutischen Team (z. B. Ärzte, Physiotherapeuten, Beratungsstellen usw.) und nehmen Sie an Fallbesprechungen teil. Übernehmen Sie ärztlich delegierte Aufgaben (z.B. subkutane Injektion, Anlegen von Kompressionsverbänden). (KB III.3)		
	Informieren Sie sich über das QM-System der Einrichtung und Ihres Versorgungsbereiches. Befragen Sie hierzu gegebenenfalls den QM-Beauftragten. (KB IV.1)		
	Überprüfen Sie Ihr Pflegehandeln darauf, ob es auf den aktuellsten wissenschaftlichen Erkenntnissen beruht. Nutzen Sie hierfür Standards, Fachzeitschriften etc. Fragen Sie bei Unsicherheiten die zuständige Pflegefachperson. (KB V.1)		
Situation vor Ort			

6

Tab. 6.1 Arbeits- und Lernaufgabe: Aufgabenkomplex 6 *(Forts.)*

Arbeits- und Lernaufgabe:	Aufgaben				Aufgabe wählen/ Datum	Wurden Aufgaben schon in einem anderen Setting durchgeführt? (Seitenzahl der dokumentierten Aufgabe eintragen)
Kompetenzbereiche I.3, II.2, III.3, IV.1, V.1						
	Stationäre Langzeitpflege	Ambulante Pflege	Stationäre Akutpflege	Pädiatrie	Psychiatrie	Sonstiges
Bereich, in dem die Arbeits- und Lernaufgabe ausgeführt wird:						

	Notizen, Gedanken	Bereit oder sind noch Fragen offen?
Vorbereitung auf die Aufgabe: Wissen generieren oder Vorwissen anwenden/ Vorgaben oder Besonderheiten im Bereich		
Werden Materialien benötigt, um die Aufgabe durchzuführen?		
Benötige ich Unterstützung durch den Praxisanleitenden/die Pflegefachkraft?		
Bin ich in meiner Kompetenzentwicklung so weit fortgeschritten, dass ich die Aufgabe durchführen darf/kann?		
Welche Ziele verfolge ich bei der Durchführung der Aufgaben?		
Beispiel	Als ich Frau Özdemir heute das Essen angereicht habe, hat sie erbrochen. Das habe ich als sehr unangenehm empfunden. Die erfrischende Waschung bei Frau Özdemir danach hat sie sehr dankbar angenommen. Frau Özdemir wurde über Nacht eingewiesen und es muss noch der stationseigene Aufnahmebogen ausgefüllt werden. Dabei stellt sich heraus, dass für die Betreuung verschiedene Mitglieder des therapeutischen Teams (Ernährungsberatung, Physiotherapeuten) verantwortlich sein werden. Der Aufnahmebogen basiert auf dem QM-System, welches Sie näher betrachten. Heute erschien die Zeitschrift „Pflege". Dort wird über die aktuellsten pflegewissenschaftlichen Erkenntnisse zur Dekubitusprophylaxe berichtet.	

6.2 Reflexionsbogen für Auszubildende: Aufgabenkomplex 6

Tab. 6.2 Selbstreflexion des/der Auszubildenden zum Aufgabenkomplex 6

Einsatzform	
Name des/der Auszubildenden: **Klasse/Kurs:**	
Arbeits- und Lernaufgabe/Anleitungssituation:	
Kompetenzbereich I	
	Situationsbeschreibung mit Begründung
In welchen Situationen fühlte ich mich sicher?	
In welchen Situationen fühlte ich mich unsicher?	
Was werde ich tun, um eine Kompetenzsteigerung zu erreichen? Was hat die Praxisanleitung empfohlen?	
Kompetenzbereich II	
	Situationsbeschreibung mit Begründung
In welchen Situationen fühlte ich mich sicher?	
In welchen Situationen fühlte ich mich unsicher?	
Was werde ich tun, um eine Kompetenzsteigerung zu erreichen? Was hat die Praxisanleitung empfohlen?	
Kompetenzbereich III	
	Situationsbeschreibung mit Begründung
In welchen Situationen fühlte ich mich sicher?	

6

Tab. 6.2 Selbstreflexion des/der Auszubildenden zum Aufgabenkomplex 6 *(Forts.)*

Einsatzform	
In welchen Situationen fühlte ich mich unsicher?	
Was werde ich tun, um eine Kompetenzsteigerung zu erreichen? Was hat die Praxisanleitung empfohlen?	
Kompetenzbereich IV	
	Situationsbeschreibung mit Begründung
In welchen Situationen fühlte ich mich sicher?	
In welchen Situationen fühlte ich mich unsicher?	
Was werde ich tun, um eine Kompetenzsteigerung zu erreichen? Was hat die Praxisanleitung empfohlen?	
Kompetenzbereich V	
	Situationsbeschreibung mit Begründung
In welchen Situationen fühlte ich mich sicher/wohl?	
In welchen Situationen fühlte ich mich unsicher/unwohl?	
Was werde ich tun, um eine Kompetenzsteigerung zu erreichen? Was hat die Praxisanleitung empfohlen?	

6

Notizen

6.3 Reflexionsbogen für die Praxisanleitung: Aufgabenkomplex 6

Tab. 6.3 Reflexionsbogen für die Praxisanleitung zum Aufgabenkomplex 6

Einsatzform	
Name des/der Auszubildenden: **Klasse/Kurs:**	
Arbeits- und Lernaufgabe/Anleitungssituation:	
Kompetenzbereich I	
	Situationsbeschreibung mit Begründung
In welchen Situationen fühlte sich der/die Auszubildende sicher?	
In welchen Situationen fühlte sich der/die Auszubildende unsicher?	
Was muss der/die Auszubildende tun, um eine Kompetenzsteigerung zu erreichen?	
Kompetenzbereich II	
	Situationsbeschreibung mit Begründung
In welchen Situationen fühlte sich der/die Auszubildende sicher?	
In welchen Situationen fühlte sich der/die Auszubildende unsicher?	
Was muss der/die Auszubildende tun, um eine Kompetenzsteigerung zu erreichen?	
Kompetenzbereich III	
	Situationsbeschreibung mit Begründung
In welchen Situationen fühlte sich der/die Auszubildende sicher?	

6

Tab. 6.3 Reflexionsbogen für die Praxisanleitung zum Aufgabenkomplex 6 *(Forts.)*

Einsatzform	
In welchen Situationen fühlte sich der/die Auszubildende unsicher?	
Was muss der/die Auszubildende tun, um eine Kompetenzsteigerung zu erreichen?	
Kompetenzbereich IV	
	Situationsbeschreibung mit Begründung
In welchen Situationen fühlte sich der/die Auszubildende sicher?	
In welchen Situationen fühlte sich der/die Auszubildende unsicher?	
Was muss der/die Auszubildende tun, um eine Kompetenzsteigerung zu erreichen?	
Kompetenzbereich V	
	Situationsbeschreibung mit Begründung
In welchen Situationen fühlte sich der/die Auszubildende sicher?	
In welchen Situationen fühlte sich der/die Auszubildende unsicher?	
Was muss der/die Auszubildende tun, um eine Kompetenzsteigerung zu erreichen?	

6

Gesprächsnotizen

KAPITEL

7 Aufgabenkomplex 7: KB I.3, KB II.1, KB III.2, KB IV.1, KB V.2

7

7.1 Arbeits- und Lernaufgabe Berufstypische Belastungen, Wirkung von Initialberührung, ärztliche Verordnung durchführen, Expertenstandards, Gesundheitsverhalten

Tab. 7.1 Arbeits- und Lernaufgabe: Aufgabenkomplex 7

Arbeits- und Lernaufgabe:	Aufgaben	Aufgabe wählen/ Datum	Wurden Aufgaben schon in einem anderen Setting durchgeführt? (Seitenzahl der dokumentierten Aufgabe eintragen)
	Reflektieren Sie Ihre Einstellung zu berufstypischen Belastungen wie Tod, Sterben, schweren Krankheiten und Leiden. Sprechen Sie Ihre Erfahrungen und Emotionen im Pflegeteam an. (KB I.3)		
	Beobachten und deuten Sie die Reaktion eines zu pflegenden Menschen bei einer Initialberührung. (KB II.1)		
	Wählen Sie eine ärztlich angeordnete Maßnahme aus, die leicht umzusetzen und mit wenig Risiko behaftet ist, und führen diese durch. Begleiten Sie in diesem Zusammenhang einen sterbenden Menschen. (KB III.2)		
	Sichten Sie Expertenstandards im Versorgungsbereich und beobachten Sie die Umsetzung dieser Standards durch das Team. (KB IV.1)		
	Beobachten Sie sich an mehreren Tagen in verschiedenen Schichten zu Ihrem Gesundheitsverhalten und ergreifen ggf. Maßnahmen zur Verbesserung. (KB V.2)		
Situation vor Ort			

Tab. 7.1 Arbeits- und Lernaufgabe: Aufgabenkomplex 7 *(Forts.)*

Arbeits- und Lernaufgabe:	Aufgaben				Aufgabe wählen/ Datum	Wurden Aufgaben schon in einem anderen Setting durchgeführt? (Seitenzahl der dokumentierten Aufgabe eintragen)
Kompetenzbereiche I.3, II.1, III.2, IV.1, V.2						
	Stationäre Langzeitpflege	Ambulante Pflege	Stationäre Akutpflege	Pädiatrie	Psychiatrie	Sonstiges
Bereich, in dem die Arbeits- und Lernaufgabe ausgeführt wird:						

	Notizen, Gedanken	Bereit oder sind noch Fragen offen?
Vorbereitung auf die Aufgabe: Wissen generieren oder Vorwissen anwenden/ Vorgaben oder Besonderheiten im Bereich		
Werden Materialien benötigt, um die Aufgabe durchzuführen?		
Benötige ich Unterstützung durch den Praxisanleitenden/die Pflegefachkraft?		
Bin ich in meiner Kompetenzentwicklung so weit fortgeschritten, dass ich die Aufgabe durchführen darf/kann?		
Welche Ziele verfolge ich bei der Durchführung der Aufgaben?		
Beispiel	Frau Harms, die schon viele Jahre auf Ihrem Wohnbereich gewohnt hat, ist verstorben. Obwohl es für sie das Beste war, sind Sie bestürzt darüber. Ihr Kollegin Andrea bemerkt dies und bespricht mit Ihnen die Situation. Als Frau Harms noch ansprechbar war, haben Sie eine Initialberührung durchgeführt, die Frau Harms entspannt hat. Nach dem Versterben hat der Hausarzt angeordnet, die vorhandenen Infusionen zu entfernen. Das führen Sie zusammen mit Ihrer Praxisanleitung durch. Bei der Versorgung von Frau Harms haben Sie bemerkt, dass Sie das Bett mehrmals nicht auf eine rückengerechte Arbeitshöhe eingestellt haben. Darauf wollen Sie in den nächsten Tagen achten. Außerdem möchten Sie den neuen Expertenstandard „Kontinenzförderung in der Pflege" bei verschiedenen zu pflegenden Menschen umsetzen.	

7.2 Reflexionsbogen für Auszubildende: Aufgabenkomplex 7

Tab. 7.2 Selbstreflexion des/der Auszubildenden zum Aufgabenkomplex 7

Einsatzform	
Name des/der Auszubildenden: **Klasse/Kurs:**	
Arbeits- und Lernaufgabe/Anleitungssituation:	
Kompetenzbereich I	
	Situationsbeschreibung mit Begründung
In welchen Situationen fühlte ich mich sicher?	
In welchen Situationen fühlte ich mich unsicher?	
Was werde ich tun, um eine Kompetenzsteigerung zu erreichen? Was hat die Praxisanleitung empfohlen?	
Kompetenzbereich II	
	Situationsbeschreibung mit Begründung
In welchen Situationen fühlte ich mich sicher?	
In welchen Situationen fühlte ich mich unsicher?	
Was werde ich tun, um eine Kompetenzsteigerung zu erreichen? Was hat die Praxisanleitung empfohlen?	
Kompetenzbereich III	
	Situationsbeschreibung mit Begründung
In welchen Situationen fühlte ich mich sicher?	

7

Tab. 7.2 Selbstreflexion des/der Auszubildenden zum Aufgabenkomplex 7 *(Forts.)*

Einsatzform	
In welchen Situationen fühlte ich mich unsicher?	
Was werde ich tun, um eine Kompetenzsteigerung zu erreichen? Was hat die Praxisanleitung empfohlen?	
Kompetenzbereich IV	
	Situationsbeschreibung mit Begründung
In welchen Situationen fühlte ich mich sicher?	
In welchen Situationen fühlte ich mich unsicher?	
Was werde ich tun, um eine Kompetenzsteigerung zu erreichen? Was hat die Praxisanleitung empfohlen?	
Kompetenzbereich V	
	Situationsbeschreibung mit Begründung
In welchen Situationen fühlte ich mich sicher/wohl?	
In welchen Situationen fühlte ich mich unsicher/unwohl?	
Was werde ich tun, um eine Kompetenzsteigerung zu erreichen? Was hat die Praxisanleitung empfohlen?	

7

Notizen

7.3 Reflexionsbogen für die Praxisanleitung: Aufgabenkomplex 7

Tab. 7.3 Reflexionsbogen für die Praxisanleitung zum Aufgabenkomplex 7

Einsatzform	
Name des/der Auszubildenden: **Klasse/Kurs:**	
Arbeits- und Lernaufgabe/Anleitungssituation:	
Kompetenzbereich I	
	Situationsbeschreibung mit Begründung
In welchen Situationen fühlte sich der/die Auszubildende sicher?	
In welchen Situationen fühlte sich der/die Auszubildende unsicher?	
Was muss der/die Auszubildende tun, um eine Kompetenzsteigerung zu erreichen?	
Kompetenzbereich II	
	Situationsbeschreibung mit Begründung
In welchen Situationen fühlte sich der/die Auszubildende sicher?	
In welchen Situationen fühlte sich der/die Auszubildende unsicher?	
Was muss der/die Auszubildende tun, um eine Kompetenzsteigerung zu erreichen?	
Kompetenzbereich III	
	Situationsbeschreibung mit Begründung
In welchen Situationen fühlte sich der/die Auszubildende sicher?	

Tab. 7.3 Reflexionsbogen für die Praxisanleitung zum Aufgabenkomplex 7 *(Forts.)*

Einsatzform	
In welchen Situationen fühlte sich der/die Auszubildende unsicher?	
Was muss der/die Auszubildende tun, um eine Kompetenzsteigerung zu erreichen?	
Kompetenzbereich IV	
	Situationsbeschreibung mit Begründung
In welchen Situationen fühlte sich der/die Auszubildende sicher?	
In welchen Situationen fühlte sich der/die Auszubildende unsicher?	
Was muss der/die Auszubildende tun, um eine Kompetenzsteigerung zu erreichen?	
Kompetenzbereich V	
	Situationsbeschreibung mit Begründung
In welchen Situationen fühlte sich der/die Auszubildende sicher?	
In welchen Situationen fühlte sich der/die Auszubildende unsicher?	
Was muss der/die Auszubildende tun, um eine Kompetenzsteigerung zu erreichen?	

Gesprächsnotizen

KAPITEL

8 Aufgabenkomplex 8: KB I.4, KB II.3, KB III.1, KB IV.1, KB V.2

8.1 Arbeits- und Lernaufgabe Brandschutz-, Evakuierungs- und Sicherheitsvorkehrungen, Dilemmasituationen, Leitbild und Pflegeverständnis, QM-Beauftragte, förderndes und schädigendes Verhalten

Tab. 8.1 Arbeits- und Lernaufgabe: Aufgabenkomplex 8

Arbeits- und Lernaufgabe:	Aufgaben	Aufgabe wählen/ Datum	Wurden Aufgaben schon in einem anderen Setting durchgeführt? (Seitenzahl der dokumentierten Aufgabe eintragen)
	Informieren Sie sich über die Brandschutz-, Evakuierungs- und Sicherheitsvorkehrungen Ihrer Einrichtung. (KB I.4)		
	Benennen Sie sich in der Pflege ergebende Dilemmasituationen (z. B. Wille des zu pflegenden Menschen und Verantwortung des Pflegeteams) und diskutieren Sie diese im kollegialen Austausch. (KB II.3)		
	Erfragen Sie das Leitbild und setzen sich damit auseinander. Versuchen Sie, die einzelnen Elemente zu verstehen und im Pflegealltag wiederzuerkennen und umzusetzen. Welches Pflegeverständnis können Sie in Ihrer Einrichtung identifizieren? (KB III.1)		
	Befragen Sie die QM-Beauftragten zur ihrer Arbeit und erstellen eine Übersicht über die einzelnen Tätigkeiten. (KB IV.1)		
	Reflektieren Sie Ihr eigenes förderliches oder schädigendes Verhalten und passen die Strategien zur Gesundheitsförderung an. (KB V.2)		
Situation vor Ort			

Tab. 8.1 Arbeits- und Lernaufgabe: Aufgabenkomplex 8 *(Forts.)*

Arbeits- und Lernaufgabe:	Aufgaben				Aufgabe wählen/ Datum	Wurden Aufgaben schon in einem anderen Setting durchgeführt? (Seitenzahl der dokumentierten Aufgabe eintragen)
Kompetenzbereiche I.4, II.3, III.1, IV.1, V.2						
	Stationäre Langzeitpflege	Ambulante Pflege	Stationäre Akutpflege	Pädiatrie	Psychiatrie	Sonstiges
Bereich, in dem die Arbeits- und Lernaufgabe ausgeführt wird:						
	Notizen, Gedanken				Bereit oder sind noch Fragen offen?	
Vorbereitung auf die Aufgabe: Wissen generieren oder Vorwissen anwenden/ Vorgaben oder Besonderheiten im Bereich						
Werden Materialien benötigt, um die Aufgabe durchzuführen?						
Benötige ich Unterstützung durch den Praxisanleitenden/die Pflegefachkraft?						
Bin ich in meiner Kompetenzentwicklung so weit fortgeschritten, dass ich die Aufgabe durchführen darf/kann?						
Welche Ziele verfolge ich bei der Durchführung der Aufgaben?						
Beispiel	Heute haben Sie einen „Lerntag" auf Ihrer Station. Sie sollen sich mit den Brandschutz- und Evakuierungsmaßnahmen beschäftigen und Sicherheitsvorkehrungen erkennen. Außerdem sollen Sie schon erlebte Dilemmasituationen aufschreiben und in Zusammenhang mit dem Leitbild der Einrichtung bringen. Als nächste Aufgabe sollen Sie die QM-Beauftragen zu ihrer Arbeit befragen und Situationen aufschreiben, in denen Sie gesundheitsschädigend oder-fördernd gehandelt haben.					

8.2 Reflexionsbogen für Auszubildende: Aufgabenkomplex 8

Tab. 8.2 Selbstreflexion des/der Auszubildenden zum Aufgabenkomplex 8

Einsatzform	
Name des/der Auszubildenden: **Klasse/Kurs:**	
Arbeits- und Lernaufgabe/Anleitungssituation:	
Kompetenzbereich I	
	Situationsbeschreibung mit Begründung
In welchen Situationen fühlte ich mich sicher?	
In welchen Situationen fühlte ich mich unsicher?	
Was werde ich tun, um eine Kompetenzsteigerung zu erreichen? Was hat die Praxisanleitung empfohlen?	
Kompetenzbereich II	
	Situationsbeschreibung mit Begründung
In welchen Situationen fühlte ich mich sicher?	
In welchen Situationen fühlte ich mich unsicher?	
Was werde ich tun, um eine Kompetenzsteigerung zu erreichen? Was hat die Praxisanleitung empfohlen?	
Kompetenzbereich III	
	Situationsbeschreibung mit Begründung
In welchen Situationen fühlte ich mich sicher?	

8

Tab. 8.2 Selbstreflexion des/der Auszubildenden zum Aufgabenkomple x 8 *(Forts.)*

Einsatzform	
In welchen Situationen fühlte ich mich unsicher?	
Was werde ich tun, um eine Kompetenzsteigerung zu erreichen? Was hat die Praxisanleitung empfohlen?	
Kompetenzbereich IV	
	Situationsbeschreibung mit Begründung
In welchen Situationen fühlte ich mich sicher?	
In welchen Situationen fühlte ich mich unsicher?	
Was werde ich tun, um eine Kompetenzsteigerung zu erreichen? Was hat die Praxisanleitung empfohlen?	
Kompetenzbereich V	
	Situationsbeschreibung mit Begründung
In welchen Situationen fühlte ich mich sicher/wohl?	
In welchen Situationen fühlte ich mich unsicher/unwohl?	
Was werde ich tun, um eine Kompetenzsteigerung zu erreichen? Was hat die Praxisanleitung empfohlen?	

8

Notizen

8.3 Reflexionsbogen für die Praxisanleitung: Aufgabenkomplex 8

Tab. 8.3 Reflexionsbogen für die Praxisanleitung zum Aufgabenkomplex 8

Einsatzform	
Name des/der Auszubildenden: **Klasse/Kurs:**	
Arbeits- und Lernaufgabe/Anleitungssituation:	
Kompetenzbereich I	
	Situationsbeschreibung mit Begründung
In welchen Situationen fühlte sich der/die Auszubildende sicher?	
In welchen Situationen fühlte sich der/die Auszubildende unsicher?	
Was muss der/die Auszubildende tun, um eine Kompetenzsteigerung zu erreichen?	
Kompetenzbereich II	
	Situationsbeschreibung mit Begründung
In welchen Situationen fühlte sich der/die Auszubildende sicher?	
In welchen Situationen fühlte sich der/die Auszubildende unsicher?	
Was muss der/die Auszubildende tun, um eine Kompetenzsteigerung zu erreichen?	
Kompetenzbereich III	
	Situationsbeschreibung mit Begründung
In welchen Situationen fühlte sich der/die Auszubildende sicher?	

8

Tab. 8.3 Reflexionsbogen für die Praxisanleitung zum Aufgabenkomplex 8 *(Forts.)*

Einsatzform	
In welchen Situationen fühlte sich der/die Auszubildende unsicher?	
Was muss der/die Auszubildende tun, um eine Kompetenzsteigerung zu erreichen?	
Kompetenzbereich IV	
	Situationsbeschreibung mit Begründung
In welchen Situationen fühlte sich der/die Auszubildende sicher?	
In welchen Situationen fühlte sich der/die Auszubildende unsicher?	
Was muss der/die Auszubildende tun, um eine Kompetenzsteigerung zu erreichen?	
Kompetenzbereich V	
	Situationsbeschreibung mit Begründung
In welchen Situationen fühlte sich der/die Auszubildende sicher?	
In welchen Situationen fühlte sich der/die Auszubildende unsicher?	
Was muss der/die Auszubildende tun, um eine Kompetenzsteigerung zu erreichen?	

8

Gesprächsnotizen

KAPITEL

9 Aufgabenkomplex 9: KB I.5, KB II.1, KB III.2, KB IV.2, KB V.2

9

9.1 Arbeits- und Lernaufgabe Kulturelle, religiöse und biografische Aspekte, Interaktionen, Hygiene, rechtliche Belange, belastende Pflegesituationen

Tab. 9.1 Arbeits- und Lernaufgabe: Aufgabenkomplex 9

Arbeits- und Lernaufgabe:	Aufgaben	Aufgabe wählen/ Datum	Wurden Aufgaben schon in einem anderen Setting durchgeführt? (Seitenzahl der dokumentierten Aufgabe eintragen)
	Erheben Sie Daten zu religiösen, kulturellen und biografischen Aspekten und beziehen Sie diese bei der Pflege des zu pflegenden Menschen mit ein. (KB I.5)		
	Beobachten Sie zwei Menschen, die in Interaktion stehen (z. B. zu pflegender Mensch/Partner; zwei zu pflegende Menschen in einem Zimmer) und identifizieren Sie, inwieweit die Stimmungen den anderen positiv oder negativ beeinflussen. (KB II.1)		
	Lernen Sie die Grundlagen der Hygiene kennen und setzen diese fachgerecht um. Erfassen und verstehen Sie die Vorschriften der Kleiderordnung und persönlichen Hygiene und befolgen diese. (KB III.2)		
	Klären Sie durch den kollegialen Austausch und durch Eigenrecherche Fragen zu rechtlichen Belangen. (KB IV.2)		
	Reflektieren Sie eine für Sie ungewöhnliche und oder belastende Pflegesituation. Wie ging es Ihnen in dieser Situation? Wie haben Sie sich verhalten? Welches Verhalten haben Sie als richtig und welches als falsch empfunden? (KB V.2)		
Situation vor Ort			

Tab. 9.1 Arbeits- und Lernaufgabe: Aufgabenkomplex 9 *(Forts.)*

Arbeits- und Lernaufgabe:	Aufgaben				Aufgabe wählen/ Datum	Wurden Aufgaben schon in einem anderen Setting durchgeführt? (Seitenzahl der dokumentierten Aufgabe eintragen)
Kompetenzbereiche I.5, II.1, III.2, IV.2, V.2						
	Stationäre Langzeitpflege	Ambulante Pflege	Stationäre Akutpflege	Pädiatrie	Psychiatrie	Sonstiges
Bereich, in dem die Arbeits- und Lernaufgabe ausgeführt wird:						

	Notizen, Gedanken	Bereit oder sind noch Fragen offen?
Vorbereitung auf die Aufgabe: Wissen generieren oder Vorwissen anwenden/ Vorgaben oder Besonderheiten im Bereich		
Werden Materialien benötigt, um die Aufgabe durchzuführen?		
Benötige ich Unterstützung durch den Praxisanleitenden/die Pflegefachkraft?		
Bin ich in meiner Kompetenzentwicklung so weit fortgeschritten, dass ich die Aufgabe durchführen darf/kann?		
Welche Ziele verfolge ich bei der Durchführung der Aufgaben?		
Beispiel	Sie betreuen schon länger die Familie Demir in ihrer häuslichen Umgebung und unterhalten sich mit beiden über ihre „alte" Heimat. Das Ehepaar erinnert sich gegenseitig an Erlebtes und sie können beobachten, wie beide „aufblühen". Aber Sie merken auch, wie wehmütig Frau Demir wird und dass sie sehr traurig ist. Das belastet Sie, da Sie diese Situation sehr gut nachvollziehen können. Sie lernen direkt vom ersten Einsatz an, dass Sie nur mit vorgeschriebener Dienstkleidung die zu pflegenden Menschen besuchen dürfen und wann Sie die Hände desinfizieren müssen. Sie interessieren sich für die rechtlichen Grundlagen der Hygiene und tauschen sich hierzu mit Ihrer Kollegin aus.	

9.2 Reflexionsbogen für Auszubildende: Aufgabenkomplex 9

Tab. 9.2 Selbstreflexion des/der Auszubildenden zum Aufgabenkomplex 9

Einsatzform	
Name des/der Auszubildenden: **Klasse/Kurs:**	
Arbeits- und Lernaufgabe/Anleitungssituation:	
Kompetenzbereich I	
	Situationsbeschreibung mit Begründung
In welchen Situationen fühlte ich mich sicher?	
In welchen Situationen fühlte ich mich unsicher?	
Was werde ich tun, um eine Kompetenzsteigerung zu erreichen? Was hat die Praxisanleitung empfohlen?	
Kompetenzbereich II	
	Situationsbeschreibung mit Begründung
In welchen Situationen fühlte ich mich sicher?	
In welchen Situationen fühlte ich mich unsicher?	
Was werde ich tun, um eine Kompetenzsteigerung zu erreichen? Was hat die Praxisanleitung empfohlen?	
Kompetenzbereich III	
	Situationsbeschreibung mit Begründung
In welchen Situationen fühlte ich mich sicher?	

9

Tab. 9.2 Selbstreflexion des/der Auszubildenden zum Aufgabenkomplex 9 *(Forts.)*

Einsatzform	
In welchen Situationen fühlte ich mich unsicher?	
Was werde ich tun, um eine Kompetenzsteigerung zu erreichen? Was hat die Praxisanleitung empfohlen?	
Kompetenzbereich IV	
	Situationsbeschreibung mit Begründung
In welchen Situationen fühlte ich mich sicher?	
In welchen Situationen fühlte ich mich unsicher?	
Was werde ich tun, um eine Kompetenzsteigerung zu erreichen? Was hat die Praxisanleitung empfohlen?	
Kompetenzbereich V	
	Situationsbeschreibung mit Begründung
In welchen Situationen fühlte ich mich sicher/wohl?	
In welchen Situationen fühlte ich mich unsicher/unwohl?	
Was werde ich tun, um eine Kompetenzsteigerung zu erreichen? Was hat die Praxisanleitung empfohlen?	

Notizen

9.3 Reflexionsbogen für die Praxisanleitung: Aufgabenkomplex 9

Tab. 9.3 Reflexionsbogen für die Praxisanleitung zum Aufgabenkomplex 9

Einsatzform	
Name des/der Auszubildenden: **Klasse/Kurs:**	
Arbeits- und Lernaufgabe/Anleitungssituation:	
Kompetenzbereich I	
	Situationsbeschreibung mit Begründung
In welchen Situationen fühlte sich der/die Auszubildende sicher?	
In welchen Situationen fühlte sich der/die Auszubildende unsicher?	
Was muss der/die Auszubildende tun, um eine Kompetenzsteigerung zu erreichen?	
Kompetenzbereich II	
	Situationsbeschreibung mit Begründung
In welchen Situationen fühlte sich der/die Auszubildende sicher?	
In welchen Situationen fühlte sich der/die Auszubildende unsicher?	
Was muss der/die Auszubildende tun, um eine Kompetenzsteigerung zu erreichen?	
Kompetenzbereich III	
	Situationsbeschreibung mit Begründung
In welchen Situationen fühlte sich der/die Auszubildende sicher?	

9

Tab. 9.3 Reflexionsbogen für die Praxisanleitung zum Aufgabenkomplex 9 *(Forts.)*

Einsatzform	
In welchen Situationen fühlte sich der/die Auszubildende unsicher?	
Was muss der/die Auszubildende tun, um eine Kompetenzsteigerung zu erreichen?	
Kompetenzbereich IV	
	Situationsbeschreibung mit Begründung
In welchen Situationen fühlte sich der/die Auszubildende sicher?	
In welchen Situationen fühlte sich der/die Auszubildende unsicher?	
Was muss der/die Auszubildende tun, um eine Kompetenzsteigerung zu erreichen?	
Kompetenzbereich V	
	Situationsbeschreibung mit Begründung
In welchen Situationen fühlte sich der/die Auszubildende sicher?	
In welchen Situationen fühlte sich der/die Auszubildende unsicher?	
Was muss der/die Auszubildende tun, um eine Kompetenzsteigerung zu erreichen?	

9

Gesprächsnotizen

KAPITEL

10 Aufgabenkomplex 10: KB I.4, KB II.3, KB III.2, KB IV.1, KB V.2

10.1 Arbeits- und Lernaufgabe Sicherheitsrisiken zu Pflegender, Wertevorstellungen im Versorgungsbereich, ärztliche Verordnung durchführen, situativ auftretende ökologische Fragen klären, Arbeitsprozesse und Konfliktsituationen

Tab. 10.1 Arbeits- und Lernaufgabe: Aufgabenkomplex 10

Arbeits- und Lernaufgabe:	Aufgaben	Aufgabe wählen/ Datum	Wurden Aufgaben schon in einem anderen Setting durchgeführt? (Seitenzahl der dokumentierten Aufgabe eintragen)
	Erkennen Sie Sicherheitsrisiken zu pflegender Menschen und teilen diese der Praxisanleitung/Pflegefachperson mit. Ergreifen Sie in Akutsituationen Sofortmaßnahmen. (KB I.4)		
	Beraten Sie einen zu pflegenden Menschen, der dazu kognitiv in der Lage ist, zu förderndem Verhalten bei einem bestimmten Krankheitsbild. (KB II.3)		
	Setzen Sie ärztlich angeordnete Maßnahmen der Diagnostik und Therapie eigenständig um und führen Sie mit einer zuständigen Pflegefachperson einen Verbandwechsel durch. (KB III.2)		
	Klären Sie situativ auftretende ökologische Fragen, z. B. zur Entsorgung von Sonderabfällen oder der Möglichkeiten der Energie- und Materialeinsparung in Eigenrecherche, und stellen Sie Lösungsansätze dem Pflegeteam vor. (KB IV.1)		
	Notieren Sie situativ Fragen, die innerhalb von Arbeitsprozessen oder Konfliktsituationen auftreten. Sprechen Sie diese Fragen im Pflegeteam an und entwickeln Lösungsansätze. (KB V.2)		
Situation vor Ort			

Tab. 10.1 Arbeits- und Lernaufgabe: Aufgabenkomplex 10 *(Forts.)*

Arbeits- und Lernaufgabe:	Aufgaben				Aufgabe wählen/ Datum	Wurden Aufgaben schon in einem anderen Setting durchgeführt? (Seitenzahl der dokumentierten Aufgabe eintragen)
Kompetenzbereiche I.4, II.3, III.2, IV.1, V.2						
	Stationäre Langzeitpflege	Ambulante Pflege	Stationäre Akutpflege	Pädiatrie	Psychiatrie	Sonstiges
Bereich, in dem die Arbeits- und Lernaufgabe ausgeführt wird:						

	Notizen, Gedanken	Bereit oder sind noch Fragen offen?
Vorbereitung auf die Aufgabe: Wissen generieren oder Vorwissen anwenden/ Vorgaben oder Besonderheiten im Bereich		
Werden Materialien benötigt, um die Aufgabe durchzuführen?		
Benötige ich Unterstützung durch den Praxisanleitenden/die Pflegefachkraft?		
Bin ich in meiner Kompetenzentwicklung so weit fortgeschritten, dass ich die Aufgabe durchführen darf/kann?		
Welche Ziele verfolge ich bei der Durchführung der Aufgaben?		
Beispiel	Als Sie heute zu Herrn Bojavic ins Zimmer kommen, sehen Sie, dass das Bettgitter hochgezogen ist und Herr Bojavic versucht, darüber zu klettern. Sie sprechen dies umgehend bei der zuständigen Pflegenden an. Sie finden diese freiheitsentziehende Maßnahme ethisch unvertretbar. Für diese Konfliktsituation notieren Sie sich Fragen, die Sie später im Team klären möchten. Nach ärztlicher Anordnung soll eine Brandverletzung bei Herrn Bojavic verbunden werden. Sie führen dies zusammen mit der Praxisanleitung durch. Sie fragen Ihre Praxisanleitung, wie die infektiösen Verbandmaterialien entsorgt werden müssen.	

10

10.2 Reflexionsbogen für Auszubildende: Aufgabenkomplex 10

Tab. 10.2 Selbstreflexion des/der Auszubildenden zum Aufgabenkomplex 10

Einsatzform	
Name des/der Auszubildenden: **Klasse/Kurs:**	
Arbeits- und Lernaufgabe/Anleitungssituation:	
Kompetenzbereich I	
	Situationsbeschreibung mit Begründung
In welchen Situationen fühlte ich mich sicher?	
In welchen Situationen fühlte ich mich unsicher?	
Was werde ich tun, um eine Kompetenzsteigerung zu erreichen? Was hat die Praxisanleitung empfohlen?	
Kompetenzbereich II	
	Situationsbeschreibung mit Begründung
In welchen Situationen fühlte ich mich sicher?	
In welchen Situationen fühlte ich mich unsicher?	
Was werde ich tun, um eine Kompetenzsteigerung zu erreichen? Was hat die Praxisanleitung empfohlen?	
Kompetenzbereich III	
	Situationsbeschreibung mit Begründung
In welchen Situationen fühlte ich mich sicher?	

10

Tab. 10.2 Selbstreflexion des/der Auszubildenden zum Aufgabenkomplex 10 *(Forts.)*

Einsatzform	
In welchen Situationen fühlte ich mich unsicher?	
Was werde ich tun, um eine Kompetenzsteigerung zu erreichen? Was hat die Praxisanleitung empfohlen?	
Kompetenzbereich IV	
	Situationsbeschreibung mit Begründung
In welchen Situationen fühlte ich mich sicher?	
In welchen Situationen fühlte ich mich unsicher?	
Was werde ich tun, um eine Kompetenzsteigerung zu erreichen? Was hat die Praxisanleitung empfohlen?	
Kompetenzbereich V	
	Situationsbeschreibung mit Begründung
In welchen Situationen fühlte ich mich sicher/wohl?	
In welchen Situationen fühlte ich mich unsicher/unwohl?	
Was werde ich tun, um eine Kompetenzsteigerung zu erreichen? Was hat die Praxisanleitung empfohlen?	

10

Notizen

10.3 Reflexionsbogen für die Praxisanleitung: Aufgabenkomplex 10

Tab. 10.3 Reflexionsbogen für die Praxisanleitung zum Aufgabenkomplex 10

Einsatzform	
Name des/der Auszubildenden: **Klasse/Kurs:**	
Arbeits- und Lernaufgabe/Anleitungssituation:	
Kompetenzbereich I	
	Situationsbeschreibung mit Begründung
In welchen Situationen fühlte sich der/die Auszubildende sicher?	
In welchen Situationen fühlte sich der/die Auszubildende unsicher?	
Was muss der/die Auszubildende tun, um eine Kompetenzsteigerung zu erreichen?	
Kompetenzbereich II	
	Situationsbeschreibung mit Begründung
In welchen Situationen fühlte sich der/die Auszubildende sicher?	
In welchen Situationen fühlte sich der/die Auszubildende unsicher?	
Was muss der/die Auszubildende tun, um eine Kompetenzsteigerung zu erreichen?	
Kompetenzbereich III	
	Situationsbeschreibung mit Begründung
In welchen Situationen fühlte sich der/die Auszubildende sicher?	

Tab. 10.3 Reflexionsbogen für die Praxisanleitung zum Aufgabenkomplex 10 *(Forts.)*

Einsatzform	
In welchen Situationen fühlte sich der/die Auszubildende unsicher?	
Was muss der/die Auszubildende tun, um eine Kompetenzsteigerung zu erreichen?	
Kompetenzbereich IV	
	Situationsbeschreibung mit Begründung
In welchen Situationen fühlte sich der/die Auszubildende sicher?	
In welchen Situationen fühlte sich der/die Auszubildende unsicher?	
Was muss der/die Auszubildende tun, um eine Kompetenzsteigerung zu erreichen?	
Kompetenzbereich V	
	Situationsbeschreibung mit Begründung
In welchen Situationen fühlte sich der/die Auszubildende sicher?	
In welchen Situationen fühlte sich der/die Auszubildende unsicher?	
Was muss der/die Auszubildende tun, um eine Kompetenzsteigerung zu erreichen?	

Gesprächsnotizen

KAPITEL

11 Aufgabenkomplex 11: KB I.6, KB II.2, KB III.2, KB IV.1, KB V.2

11.1 Arbeits- und Lernaufgabe Unterschiedliche Alters- und Lebens-/Entwicklungsphasen wahrnehmen und beobachten, zu pflegende Menschen und ihre Bezugspersonen zu pflegerelevanten Themen informieren, einfache, ärztlich veranlasste Maßnahmen der Diagnostik und Therapie durchführen, Pflegehandeln nach neuen wissenschaftlichen Erkenntnissen ausrichten, Qualität sichern, Körperhaltung beim Transfer von zu pflegenden Menschen

Tab. 11.1 Arbeits- und Lernaufgabe: Aufgabenkomplex 11

Arbeits- und Lernaufgabe:	Aufgaben	Aufgabe wählen/ Datum	Wurden Aufgaben schon in einem anderen Setting durchgeführt? (Seitenzahl der dokumentierten Aufgabe eintragen)
	Beobachten Sie unterschiedliche Pflegefachpersonen, wie sie Menschen in unterschiedlichen, im Einsatzbereich gegebenen Alters- und Lebens-/Entwicklungsphasen wahrnehmen, und beobachten Sie, wie sie darauf eingehen. (KB I.6)		
	Informieren Sie zu pflegende Menschen und ihre Bezugspersonen zu pflegerelevanten Themen und nutzen hierzu einfache, dem Adressaten angemessene didaktische Prinzipien. (KB II.2)		
	Führen Sie einfache, ärztlich veranlasste Maßnahmen der Diagnostik und Therapie durch und erarbeiten Sie schrittweise die in der Einrichtung gängigen Maßnahmen (z. B. Wechsel von Wundverbänden oder Injektionen durchführen). (KB III.2)		
	Richten Sie Ihr Pflegehandeln (z. B. Wechsel von Wundverbänden oder Injektionen durchführen) nach neuen wissenschaftlichen Erkenntnissen aus und sichern somit die Qualität der Einrichtung. (KB IV.1)		
	Beobachten Sie Ihre Körperhaltung beim Transfer von zu pflegenden Menschen außerhalb des Betts und korrigieren Sie diese ggf. (KB V.2)		
Situation vor Ort			

11

Tab. 11.1 Arbeits- und Lernaufgabe: Aufgabenkomplex 11 *(Forts.)*

Arbeits- und Lernaufgabe:	Aufgaben				Aufgabe wählen/ Datum	Wurden Aufgaben schon in einem anderen Setting durchgeführt? (Seitenzahl der dokumentierten Aufgabe eintragen)
Kompetenzbereiche I.6, II.2, III.2, IV.1, V.2						
	Stationäre Langzeitpflege	Ambulante Pflege	Stationäre Akutpflege	Pädiatrie	Psychiatrie	Sonstiges
Bereich, in dem die Arbeits- und Lernaufgabe ausgeführt wird:						

	Notizen, Gedanken	Bereit oder sind noch Fragen offen?
Vorbereitung auf die Aufgabe: Wissen generieren oder Vorwissen anwenden/ Vorgaben oder Besonderheiten im Bereich		
Werden Materialien benötigt, um die Aufgabe durchzuführen?		
Benötige ich Unterstützung durch den Praxisanleitenden/die Pflegefachkraft?		
Bin ich in meiner Kompetenzentwicklung so weit fortgeschritten, dass ich die Aufgabe durchführen darf/kann?		
Welche Ziele verfolge ich bei der Durchführung der Aufgaben?		
Beispiel	Die 8-jährige Sladjana wurde heute auf Ihrer Station aufgenommen, da die Kinderstation wegen Renovierung vorübergehend geschlossen ist. Sie betreten zusammen mit Ihrer Kollegin Andrea das Zimmer von Sladjana. Sladjana ist sehr ängstlich, aber Sie beobachten, wie Andrea sehr empathisch auf Sladjana eingeht und sie ablenkt. Sie informieren die Mutter, dass Sie einen Verbandwechsel durchführen möchte und erklären ihr mit verständlichen Worten das Aussehen der Wunde und warum die verwendeten Materialien die geeignetsten sind. Aufgrund der Körpergröße von Sladjana müssen Sie Ihr Vorgehen beim Transfer aus dem Bett anpassen und beobachten, dass Ihre eigene Körperhaltung einer Korrektur bedarf.	

11

11.2 Reflexionsbogen für Auszubildende: Aufgabenkomplex 11

Tab. 11.2 Selbstreflexion des/der Auszubildenden zum Aufgabenkomplex 11

Einsatzform	
Name des/der Auszubildenden: **Klasse/Kurs:**	
Arbeits- und Lernaufgabe/Anleitungssituation:	
Kompetenzbereich I	
	Situationsbeschreibung mit Begründung
In welchen Situationen fühlte ich mich sicher?	
In welchen Situationen fühlte ich mich unsicher?	
Was werde ich tun, um eine Kompetenzsteigerung zu erreichen? Was hat die Praxisanleitung empfohlen?	
Kompetenzbereich II	
	Situationsbeschreibung mit Begründung
In welchen Situationen fühlte ich mich sicher?	
In welchen Situationen fühlte ich mich unsicher?	
Was werde ich tun, um eine Kompetenzsteigerung zu erreichen? Was hat die Praxisanleitung empfohlen?	
Kompetenzbereich III	
	Situationsbeschreibung mit Begründung
In welchen Situationen fühlte ich mich sicher?	

Tab. 11.2 Selbstreflexion des/der Auszubildenden zum Aufgabenkomplex 11 *(Forts.)*

Einsatzform	
In welchen Situationen fühlte ich mich unsicher?	
Was werde ich tun, um eine Kompetenzsteigerung zu erreichen? Was hat die Praxisanleitung empfohlen?	
Kompetenzbereich IV	
	Situationsbeschreibung mit Begründung
In welchen Situationen fühlte ich mich sicher?	
In welchen Situationen fühlte ich mich unsicher?	
Was werde ich tun, um eine Kompetenzsteigerung zu erreichen? Was hat die Praxisanleitung empfohlen?	
Kompetenzbereich V	
	Situationsbeschreibung mit Begründung
In welchen Situationen fühlte ich mich sicher/wohl?	
In welchen Situationen fühlte ich mich unsicher/unwohl?	
Was werde ich tun, um eine Kompetenzsteigerung zu erreichen? Was hat die Praxisanleitung empfohlen?	

Notizen

11.3 Reflexionsbogen für die Praxisanleitung: Aufgabenkomplex 11

Tab. 11.3 Reflexionsbogen für die Praxisanleitung zum Aufgabenkomplex 11

Einsatzform	
Name des/der Auszubildenden: **Klasse/Kurs:**	
Arbeits- und Lernaufgabe/Anleitungssituation:	
Kompetenzbereich I	
	Situationsbeschreibung mit Begründung
In welchen Situationen fühlte sich der/die Auszubildende sicher?	
In welchen Situationen fühlte sich der/die Auszubildende unsicher?	
Was muss der/die Auszubildende tun, um eine Kompetenzsteigerung zu erreichen?	
Kompetenzbereich II	
	Situationsbeschreibung mit Begründung
In welchen Situationen fühlte sich der/die Auszubildende sicher?	
In welchen Situationen fühlte sich der/die Auszubildende unsicher?	
Was muss der/die Auszubildende tun, um eine Kompetenzsteigerung zu erreichen?	
Kompetenzbereich III	
	Situationsbeschreibung mit Begründung
In welchen Situationen fühlte sich der/die Auszubildende sicher?	

Tab. 11.3 Reflexionsbogen für die Praxisanleitung zum Aufgabenkomplex 11 *(Forts.)*

Einsatzform	
In welchen Situationen fühlte sich der/die Auszubildende unsicher?	
Was muss der/die Auszubildende tun, um eine Kompetenzsteigerung zu erreichen?	
Kompetenzbereich IV	
	Situationsbeschreibung mit Begründung
In welchen Situationen fühlte sich der/die Auszubildende sicher?	
In welchen Situationen fühlte sich der/die Auszubildende unsicher?	
Was muss der/die Auszubildende tun, um eine Kompetenzsteigerung zu erreichen?	
Kompetenzbereich V	
	Situationsbeschreibung mit Begründung
In welchen Situationen fühlte sich der/die Auszubildende sicher?	
In welchen Situationen fühlte sich der/die Auszubildende unsicher?	
Was muss der/die Auszubildende tun, um eine Kompetenzsteigerung zu erreichen?	

Gesprächsnotizen

KAPITEL

12 Aufgabenkomplex 12: KB I.6, KB II.3, KB III.1, KB IV.2, KB V.2

12.1 Arbeits- und Lernaufgabe Entwicklungsbedingte Anforderungen, soziale Rahmen in Pflegeanamnese, Spannungsfeld zwischen Aufbau Vertrauen zum Kind und Aufgaben Fürsorge, Kontrolle und Anerkennung elterlicher Verantwortung

Tab. 12.1 Arbeits- und Lernaufgabe: Aufgabenkomplex 12

Arbeits- und Lernaufgabe:	Aufgaben	Aufgabe wählen/ Datum	Wurden Aufgaben schon in einem anderen Setting durchgeführt? (Seitenzahl der dokumentierten Aufgabe eintragen)
	Integrieren Sie entwicklungsbedingte Anforderungen von zu pflegenden Menschen und ihren sozialen Rahmen in die Pflegeprozessplanung. (KB I.6)		
	Benennen Sie ethische Dilemmasituationen, die sich im Rahmen der Pflegeprozessgestaltung ergeben und diskutieren Sie diese im kollegialen Austausch (z. B. im Spannungsfeld zwischen dem Aufbau einer Vertrauensbasis zum Kind/zur bzw. zum Jugendlichen und den Aufgaben aktiver Fürsorge und Kontrollausübung oder in der Anerkennung der elterlichen Verantwortung und dem Eintreten für das Kindeswohl). (KB II.3)		
	Erfahren Sie Prozesse der kollegialen Beratung und/oder Supervision im Alltag von Pflegeteams, speziell bei der Versorgung von Kindern und Jugendlichen (KB III.1)		
	Beschäftigen Sie sich mit den Standards und Leitlinien, die speziell für den Bereich der Kinder- und Jugendlichen-Pflege gelten und verschriftlichen Sie Unterschiede zur Erwachsenen-Pflege). (IV. 2)		
	Skizzieren Sie die Fort- und Weiterbildungsmöglichkeiten im Bereich der Kinder- und Jugendlichen-Pflege. Reflektieren Sie für sich, ob die Tätigkeit im Bereich der Kinder- und Jugendlichen-Pflege für Sie in Frage kommt. (KB V.2)		
Situation vor Ort			

Tab. 12.1 Arbeits- und Lernaufgabe: Aufgabenkomplex 12 *(Forts.)*

Arbeits- und Lernaufgabe:	Aufgaben				Aufgabe wählen/ Datum	Wurden Aufgaben schon in einem anderen Setting durchgeführt? (Seitenzahl der dokumentierten Aufgabe eintragen)
Kompetenzbereiche I.6, II.3, III.1, IV.2, V.2						
	Stationäre Langzeitpflege	Ambulante Pflege	Stationäre Akutpflege	Pädiatrie	Psychiatrie	Sonstiges
Bereich, in dem die Arbeits- und Lernaufgabe ausgeführt wird:						

	Notizen, Gedanken	Bereit oder sind noch Fragen offen?
Vorbereitung auf die Aufgabe: Wissen generieren oder Vorwissen anwenden/ Vorgaben oder Besonderheiten im Bereich		
Werden Materialien benötigt, um die Aufgabe durchzuführen?		
Benötige ich Unterstützung durch den Praxisanleitenden/die Pflegefachkraft?		
Bin ich in meiner Kompetenzentwicklung so weit fortgeschritten, dass ich die Aufgabe durchführen darf/kann?		
Welche Ziele verfolge ich bei der Durchführung der Aufgaben?		
Beispiel	Der 16-jährige Andreas kommt heute in die Kinderklinik mit einer Pneumonie. Sie haben Andreas aufgenommen und führen das Aufnahmegespräch. Andreas kommt kaum zu Wort, weil sein Vater immer wieder versucht, für ihn zu antworten. Sie bitten ihn, Andreas aussprechen zu lassen. Der Vater regt sich auf und sagt: „Ich bin der Vater und habe hier die Verantwortung!" Es gestaltet sich als sehr schwierig, mit Andreas zu sprechen. Als der Vater das Zimmer verlassen hat, sagt Andreas: „Es nervt mich total, dass mein Vater immer für mich bestimmen will!" Sie überlegen, den zuständigen Arzt zu informieren und ihn zu bitten, mit dem Vater zu sprechen. Von Andreas erfahren Sie, in welchem sozialen Umfeld er aufwächst, und Sie können wertvolle Informationen in die Pflegeanamnese aufnehmen. Außerdem berichten Sie einer Kollegin, der Sie vertrauen, wie die Situation mit Andreas und seinem Vater abgelaufen ist, und fragen, ob sie Ihnen vielleicht Tipps geben kann, wie Sie damit umgehen sollen. Es gefällt Ihnen sehr gut auf der Kinderstation und Sie beschäftigen sich mit den speziellen Vorgaben, die es dort gibt. Außerdem recherchieren Sie, welche Fort- und Weiterbildungsmöglichkeiten es gibt. Sie möchten nach der Pflegefachassistenten-Ausbildung noch die Ausbildung zur Pflegefachfrau machen und dann auf einer Kinderstation arbeiten.	

12.2 Reflexionsbogen für Auszubildende: Aufgabenkomplex 12

Tab. 12.2 Selbstreflexion des/der Auszubildenden zum Aufgabenkomplex 12

Einsatzform	
Name des/der Auszubildenden: **Klasse/Kurs:**	
Arbeits- und Lernaufgabe/Anleitungssituation:	
Kompetenzbereich I	
	Situationsbeschreibung mit Begründung
In welchen Situationen fühlte ich mich sicher?	
In welchen Situationen fühlte ich mich unsicher?	
Was werde ich tun, um eine Kompetenzsteigerung zu erreichen? Was hat die Praxisanleitung empfohlen?	
Kompetenzbereich II	
	Situationsbeschreibung mit Begründung
In welchen Situationen fühlte ich mich sicher?	
In welchen Situationen fühlte ich mich unsicher?	
Was werde ich tun, um eine Kompetenzsteigerung zu erreichen? Was hat die Praxisanleitung empfohlen?	
Kompetenzbereich III	
	Situationsbeschreibung mit Begründung
In welchen Situationen fühlte ich mich sicher?	

Tab. 12.2 Selbstreflexion des/der Auszubildenden zum Aufgabenkomplex 12 *(Forts.)*	
Einsatzform	
In welchen Situationen fühlte ich mich unsicher?	
Was werde ich tun, um eine Kompetenzsteigerung zu erreichen? Was hat die Praxisanleitung empfohlen?	
Kompetenzbereich IV	
	Situationsbeschreibung mit Begründung
In welchen Situationen fühlte ich mich sicher?	
In welchen Situationen fühlte ich mich unsicher?	
Was werde ich tun, um eine Kompetenzsteigerung zu erreichen? Was hat die Praxisanleitung empfohlen?	
Kompetenzbereich V	
	Situationsbeschreibung mit Begründung
In welchen Situationen fühlte ich mich sicher/wohl?	
In welchen Situationen fühlte ich mich unsicher/unwohl?	
Was werde ich tun, um eine Kompetenzsteigerung zu erreichen? Was hat die Praxisanleitung empfohlen?	

Notizen

12.3 Reflexionsbogen für die Praxisanleitung: Aufgabenkomplex 12

Tab. 12.3 Reflexionsbogen für die Praxisanleitung zum Aufgabenkomplex 12

Einsatzform	
Name des/der Auszubildenden: **Klasse/Kurs:**	
Arbeits- und Lernaufgabe/Anleitungssituation:	
Kompetenzbereich I	
	Situationsbeschreibung mit Begründung
In welchen Situationen fühlte sich der/die Auszubildende sicher?	
In welchen Situationen fühlte sich der/die Auszubildende unsicher?	
Was muss der/die Auszubildende tun, um eine Kompetenzsteigerung zu erreichen?	
Kompetenzbereich II	
	Situationsbeschreibung mit Begründung
In welchen Situationen fühlte sich der/die Auszubildende sicher?	
In welchen Situationen fühlte sich der/die Auszubildende unsicher?	
Was muss der/die Auszubildende tun, um eine Kompetenzsteigerung zu erreichen?	
Kompetenzbereich III	
	Situationsbeschreibung mit Begründung
In welchen Situationen fühlte sich der/die Auszubildende sicher?	

Tab. 12.3 Reflexionsbogen für die Praxisanleitung zum Aufgabenkomplex 12 *(Forts.)*

Einsatzform	
In welchen Situationen fühlte sich der/die Auszubildende unsicher?	
Was muss der/die Auszubildende tun, um eine Kompetenzsteigerung zu erreichen?	
Kompetenzbereich IV	
	Situationsbeschreibung mit Begründung
In welchen Situationen fühlte sich der/die Auszubildende sicher?	
In welchen Situationen fühlte sich der/die Auszubildende unsicher?	
Was muss der/die Auszubildende tun, um eine Kompetenzsteigerung zu erreichen?	
Kompetenzbereich V	
	Situationsbeschreibung mit Begründung
In welchen Situationen fühlte sich der/die Auszubildende sicher?	
In welchen Situationen fühlte sich der/die Auszubildende unsicher?	
Was muss der/die Auszubildende tun, um eine Kompetenzsteigerung zu erreichen?	

Gesprächsnotizen

KAPITEL

13 Formulare für alle Settings

13

13

13.1 Erst-, Zwischen- und Abschlussgespräch

Das Erst,- Zwischen- und Abschlussgespräch dient der Erfassung der Lernziele und Kompetenzen für den Einsatz. Ebenso werden das Erreichen von Lernzielen und die Kompetenzsteigerung dokumentiert. Hier finden Sie die Vorlagen für alle Einsatzbereiche.

Erstgespräch

Einsatzform	
Erstgespräch zu Beginn des Einsatzes	
Datum des Erstgesprächs: **Name des/der Auszubildenden:** **Klasse/Kurs:** **Pflegefachkraft/Praxisanleitung:**	
Zielvereinbarungen, anzubahnende Kompetenzen bis zum Zwischengespräch:	
Terminvereinbarung für das Zwischengespräch:	
Datum/Unterschrift *Pflegefachkraft/Praxisanleiter/Praxisanleiterin*	*Datum/Unterschrift* *Auszubildender/Auszubildende*

Zwischengespräch

Datum des Zwischengesprächs: **Pflegefachkraft/Praxisanleitung:**	
Zielvereinbarungen, anzubahnende Kompetenzen bis zum Abschlussgespräch:	
Terminvereinbarung für das Abschlussgespräch:	
Datum/Unterschrift *Pflegefachkraft/Praxisanleiter/Praxisanleiterin*	*Datum/Unterschrift* *Auszubildender/Auszubildende*

13

Abschlussgespräch

Datum des Abschlussgesprächs: **Pflegefachkraft/Praxisanleitung:**	
Zielvereinbarungen, anzubahnende Kompetenzen für den nächsten Einsatz:	
Datum/Unterschrift *Pflegefachkraft/Praxisanleiter/Praxisanleiterin*	*Datum/Unterschrift* *Auszubildender/Auszubildende*

Erstgespräch

Einsatzform	
Erstgespräch zu Beginn des Einsatzes	
Datum des Erstgesprächs: **Name des/der Auszubildenden:** **Klasse/Kurs:** **Pflegefachkraft/Praxisanleitung:**	
Zielvereinbarungen, anzubahnende Kompetenzen bis zum Zwischengespräch:	
Terminvereinbarung für das Zwischengespräch:	
Datum/Unterschrift *Pflegefachkraft/Praxisanleiter/Praxisanleiterin*	*Datum/Unterschrift* *Auszubildender/Auszubildende*

13

Zwischengespräch

Datum des Zwischengesprächs: **Pflegefachkraft/Praxisanleitung:**	
Zielvereinbarungen, anzubahnende Kompetenzen bis zum Abschlussgespräch:	
Terminvereinbarung für das Abschlussgespräch:	
Datum/Unterschrift *Pflegefachkraft/Praxisanleiter/Praxisanleiterin*	*Datum/Unterschrift* *Auszubildender/Auszubildende*

Abschlussgespräch

Datum des Abschlussgesprächs: **Pflegefachkraft/Praxisanleitung:**	
Zielvereinbarungen, anzubahnende Kompetenzen für den nächsten Einsatz:	
Datum/Unterschrift *Pflegefachkraft/Praxisanleiter/Praxisanleiterin*	*Datum/Unterschrift* *Auszubildender/Auszubildende*

13

Erstgespräch

Einsatzform	
Erstgespräch zu Beginn des Einsatzes	
Datum des Erstgesprächs: **Name des/der Auszubildenden:** **Klasse/Kurs:** **Pflegefachkraft/Praxisanleitung:**	
Zielvereinbarungen, anzubahnende Kompetenzen bis zum Zwischengespräch:	
Terminvereinbarung für das Zwischengespräch:	
Datum/Unterschrift *Pflegefachkraft/Praxisanleiter/Praxisanleiterin*	*Datum/Unterschrift* *Auszubildender/Auszubildende*

Zwischengespräch

Datum des Zwischengesprächs: **Pflegefachkraft/Praxisanleitung:**	
Zielvereinbarungen, anzubahnende Kompetenzen bis zum Abschlussgespräch:	
Terminvereinbarung für das Abschlussgespräch:	
Datum/Unterschrift *Pflegefachkraft/Praxisanleiter/Praxisanleiterin*	*Datum/Unterschrift* *Auszubildender/Auszubildende*

13

Abschlussgespräch

Datum des Abschlussgesprächs: **Pflegefachkraft/Praxisanleitung:**	
Zielvereinbarungen, anzubahnende Kompetenzen für den nächsten Einsatz:	
Datum/Unterschrift *Pflegefachkraft/Praxisanleiter/Praxisanleiterin*	*Datum/Unterschrift* *Auszubildender/Auszubildende*

Erstgespräch

Einsatzform	
Erstgespräch zu Beginn des Einsatzes	
Datum des Erstgesprächs: **Name des/der Auszubildenden:** **Klasse/Kurs:** **Pflegefachkraft/Praxisanleitung:**	
Zielvereinbarungen, anzubahnende Kompetenzen bis zum Zwischengespräch:	
Terminvereinbarung für das Zwischengespräch:	
Datum/Unterschrift Pflegefachkraft/Praxisanleiter/Praxisanleiterin	*Datum/Unterschrift Auszubildender/Auszubildende*

Zwischengespräch

Datum des Zwischengesprächs: **Pflegefachkraft/Praxisanleitung:**	
Zielvereinbarungen, anzubahnende Kompetenzen bis zum Abschlussgespräch:	
Terminvereinbarung für das Abschlussgespräch:	
Datum/Unterschrift *Pflegefachkraft/Praxisanleiter/Praxisanleiterin*	*Datum/Unterschrift* *Auszubildender/Auszubildende*

Abschlussgespräch

Datum des Abschlussgesprächs: **Pflegefachkraft/Praxisanleitung:**	
Zielvereinbarungen, anzubahnende Kompetenzen für den nächsten Einsatz:	
Datum/Unterschrift *Pflegefachkraft/Praxisanleiter/Praxisanleiterin*	*Datum/Unterschrift* *Auszubildender/Auszubildende*

13

Erstgespräch

Einsatzform	
Erstgespräch zu Beginn des Einsatzes	
Datum des Erstgesprächs: **Name des/der Auszubildenden:** **Klasse/Kurs:** **Pflegefachkraft/Praxisanleitung:**	
Zielvereinbarungen, anzubahnende Kompetenzen bis zum Zwischengespräch:	
Terminvereinbarung für das Zwischengespräch:	
Datum/Unterschrift *Pflegefachkraft/Praxisanleiter/Praxisanleiterin*	*Datum/Unterschrift* *Auszubildender/Auszubildende*

Zwischengespräch

Datum des Zwischengesprächs: **Pflegefachkraft/Praxisanleitung:**	
Zielvereinbarungen, anzubahnende Kompetenzen bis zum Abschlussgespräch:	
Terminvereinbarung für das Abschlussgespräch:	
Datum/Unterschrift *Pflegefachkraft/Praxisanleiter/Praxisanleiterin*	*Datum/Unterschrift* *Auszubildender/Auszubildende*

13

Abschlussgespräch

Datum des Abschlussgesprächs: **Pflegefachkraft/Praxisanleitung:**	
Zielvereinbarungen, anzubahnende Kompetenzen für den nächsten Einsatz:	
Datum/Unterschrift *Pflegefachkraft/Praxisanleiter/Praxisanleiterin*	*Datum/Unterschrift* *Auszubildender/Auszubildende*

13.2 Nachweis über die durchgeführten Arbeits- und Lernaufgaben und Anleitungen

Die generalistische Pflegeassistenten-Ausbildung schreibt vor, dass die oder der Auszubildende 10 % der Sollstunden für den Einsatz von einer qualifizierten Praxisanleitung angeleitet werden muss. Diese Anleitung soll anhand von Arbeits- und Lernaufgaben erfolgen und muss vollständig nachgewiesen werden.

Nachweis über die durchgeführten Arbeits- und Lernaufgaben für die oder den Auszubilden und 10 % gesetzlich vorgeschriebener Praxisanleitung							
Einsatz-/Versorgungsbereich:							
Name der/des Auszubildenden **Klasse/Kurs:** **Pflegefachkraft/Praxisanleitung:**							
Datum	Arbeits- und Lernaufgabe Nr.	KB I	KB II	KB III	KB IV	KB V	Praxisanleitung Zeitaufwand in Minuten
Gesamtzeit für die Praxisanleitung							
Datum/Unterschrift *Praxisanleiter*			*Datum/Unterschrift* *Auszubildender*				

Nachweis über die durchgeführten Arbeits- und Lernaufgaben für die oder den Auszubilden und 10 % gesetzlich vorgeschriebener Praxisanleitung

Einsatz-/Versorgungsbereich:

Name der/des Auszubildenden
Klasse/Kurs:
Pflegefachkraft/Praxisanleitung:

Datum	Arbeits- und Lernaufgabe Nr.	KB I	KB II	KB III	KB IV	KB V	Praxisanleitung Zeitaufwand in Minuten
Gesamtzeit für die Praxisanleitung							
Datum/Unterschrift Praxisanleiter			*Datum/Unterschrift Auszubildender*				

Nachweis über die durchgeführten Arbeits- und Lernaufgaben für die oder den Auszubilden und 10 % gesetzlich vorgeschriebener Praxisanleitung							
Einsatz-/Versorgungsbereich:							
Name der/des Auszubildenden **Klasse/Kurs:** **Pflegefachkraft/Praxisanleitung:**							
Datum	Arbeits- und Lernaufgabe Nr.	KB I	KB II	KB III	KB IV	KB V	Prax sanleitung Zeitaufwand in Minuten
Gesamtzeit für die Praxisanleitung							
Datum/Unterschrift *Praxisanleiter*			*Datum/Unterschrift* *Auszubildender*				

Nachweis über die durchgeführten Arbeits- und Lernaufgaben für die oder den Auszubilden und 10 % gesetzlich vorgeschriebener Praxisanleitung							
Einsatz-/Versorgungsbereich:							
Name der/des Auszubildenden **Klasse/Kurs:** **Pflegefachkraft/Praxisanleitung:**							
Datum	Arbeits- und Lernaufgabe Nr.	KB I	KB II	KB III	KB IV	KB V	Praxisanleitung Zeitaufwand in Minuten
Gesamtzeit für die Praxisanleitung							
Datum/Unterschrift *Praxisanleiter*			*Datum/Unterschrift* *Auszubildender*				

Nachweis über die durchgeführten Arbeits- und Lernaufgaben für die oder den Auszubilden und 10 % gesetzlich vorgeschriebener Praxisanleitung							
Einsatz-/Versorgungsbereich:							
Name der/des Auszubildenden **Klasse/Kurs:** **Pflegefachkraft/Praxisanleitung:**							
Datum	Arbeits- und Lernaufgabe Nr.	KB I	KB II	KB III	KB IV	KB V	Praxisanleitung Zeitaufwand in Minuten
Gesamtzeit für die Praxisanleitung							
Datum/Unterschrift Praxisanleiter			*Datum/Unterschrift Auszubildender*				

13.3 Stundennachweis

Der Stundennachweis muss geführt werden, um die vom Gesetz geforderten 2500 Stunden für die praktische Ausbildung nachzuweisen. Ohne den vollständigen Nachweis kann der Auszubildende nicht zum Examen zugelassen werden.

Stundennachweis

Stundennachweis für die durchgeführten Arbeitsstunden		
Einsatzform		
Name, Vorname, Klasse/Kurs	**Zeitraum des Einsatzes**	**Sollstunden**
	Zeitraum/Stundenzahl	
Fehlstunden durch Krankheit		
Entschuldigte Fehlstunden		
Unentschuldigte Fehlstunden		
Urlaub		
Gesamtarbeitsstunden ohne Fehlstunden und Urlaub		
Datum, Unterschrift Praxisanleitung	*Datum, Unterschrift Auszubildende/Auszubildender*	*Ggf. Datum, Unterschrift Pflegedienstleitung*

Stundennachweis für die durchgeführten Arbeitsstunden		
Einsatzform		
Name, Vorname, Klasse/Kurs	**Zeitraum des Einsatzes**	**Sollstunden**
	Zeitraum/Stundenzahl	
Fehlstunden durch Krankheit		
Entschuldigte Fehlstunden		
Unentschuldigte Fehlstunden		
Urlaub		
Gesamtarbeitsstunden ohne Fehlstunden und Urlaub		
Datum, Unterschrift Praxisanleitung	*Datum, Unterschrift Auszubildende/Auszubildender*	*Ggf. Datum, Unterschrift Pflegedienstleitung*

Stundennachweis für die durchgeführten Arbeitsstunden		
Einsatzform		
Name, Vorname, Klasse/Kurs	**Zeitraum des Einsatzes**	**Sollstunden**
	Zeitraum/Stundenzahl	
Fehlstunden durch Krankheit		
Entschuldigte Fehlstunden		
Unentschuldigte Fehlstunden		
Urlaub		
Gesamtarbeitsstunden ohne Fehlstunden und Urlaub		
Datum, Unterschrift Praxisanleitung	*Datum, Unterschrift Auszubildende/Auszubildender*	*Ggf. Datum, Unterschrift Pflegedienstleitung*

Stundennachweis für die durchgeführten Arbeitsstunden		
Einsatzform		
Name, Vorname, Klasse/Kurs	**Zeitraum des Einsatzes**	**Sollstunden**
	Zeitraum/Stundenzahl	
Fehlstunden durch Krankheit		
Entschuldigte Fehlstunden		
Unentschuldigte Fehlstunden		
Urlaub		
Gesamtarbeitsstunden ohne Fehlstunden und Urlaub		
Datum, Unterschrift Praxisanleitung	*Datum, Unterschrift Auszubildende/Auszubildender*	*Ggf. Datum, Unterschrift Pflegedienstleitung*

Stundennachweis für die durchgeführten Arbeitsstunden		
Einsatzform		
Name, Vorname, Klasse/Kurs	**Zeitraum des Einsatzes**	**Sollstunden**
	Zeitraum/Stundenzahl	
Fehlstunden durch Krankheit		
Entschuldigte Fehlstunden		
Unentschuldigte Fehlstunden		
Urlaub		
Gesamtarbeitsstunden ohne Fehlstunden und Urlaub		
Datum, Unterschrift Praxisanleitung	*Datum, Unterschrift Auszubildende/Auszubildender*	*Ggf. Datum, Unterschrift Pflegedienstleitung*

13.4 Lerntagebuch für Auszubildende – Beispiel

Das Lerntagebuch ist für die Auszubildenden persönlich gedacht. Hier dokumentieren sie die für sie im Praxisalltag aufgetretenen wichtigen Ereignisse und können diese als Grundlage für die Weiterentwicklung der Kompetenzen und Selbstreflexion nutzen. So könnte es aussehen:

Persönliches Lerntagebuch für Auszubildende				
Tag/Datum	**Anleitungssituation/Erlebnisse/Vorkommnisse**	**Was hat mir gefallen?**	**In welchem Kompetenzbereich möchte ich mich verbessern?**	**Gab es an diesem Tag etwas Außergewöhnliches?**
24.06.2024	PA hat mir eine atemstimulierende Einreibung gezeigt und ich sollte dies dann nachmachen	Ruhe der PA Pat. konnte den Anweisungen folgen und fühlte sich wohl	Möglichkeiten der Pneumonie prophylaxe theoretisch wiederholen und ASE praktisch üben, da meine Abfolge nicht komplett richtig war Kommunikation mit dem Pat. üben	nein

13.5 Praxisbegleitung durch die Pflegeschule

Die Praxisbegleitung wird durch den Fachlehrer/die Fachlehrerin der Pflegeschule durchgeführt. Der/die Auszubildende sollte nicht durch eine Note bewertet werden, damit er/sie sich frei entwickeln kann. Er/sie soll frei von Angst und Druck arbeiten und lernen können und Wertschätzung erfahren.

Die Wahl des Pflegeanlasses kann vielfaltig sein und soll dem Ausbildungsstand des/der Auszubildenden entsprechen. Der Pflegeanlass soll nicht für die Praxisbegleitung konstruiert werden, sondern der/die Auszubildende soll eine Pflegehandlung durchführen, die bei dem zu pflegenden Menschen in der Pflegeplanung beschrieben ist und zu der Zeit durchgeführt wird, wo sich der Fachlehrer/die Fachlehrerin im Versorgungsbereich befindet.

Ablauf der Praxisbegleitung – Beispiel

- Der Praxisanleiter unterstützt den Auszubildenden bei der Wahl des zu pflegenden Menschen.
- Der Fachlehrer kommt zum abgesprochenen Termin in den Versorgungsbereich.
- Der Auszubildende führt eine kurze Übergabe zu relevanten Informationen über den zu pflegenden Menschen durch (Vorstellung des zu pflegenden Menschen).
- Der Auszubildende führt die Pflegehandlung (max. 20 Minuten) durch.
- An die Pflegehandlung schließt sich die Reflexion an. Zur Vorbereitung auf die Reflexion hat der Auszubildende 10–15 Minuten Zeit. Er kann Leitfragen nutzen, um die Pflegesituation zu reflektieren und die Praxisbegleitung abschließend zu dokumentieren.
- In der Zeit, wo sich der Auszubildende vorbereitet, sprechen der Praxisanleiter und Fachlehrer der Schule über die Pflegesituation.
- Nach der Vorbereitung durch den Auszubildenden beginnt der Auszubildende mit der Reflexion und schildert die durchgeführte Pflege aus seiner Sicht.
- Danach schildert der Praxisanleiter die durchgeführte Pflege aus seiner Sicht.
- Der Fachlehrer dokumentiert die Reflexionssituation und steht beratend zur Seite.

Leitfragen zur Selbstreflexion nach der Praxisbegleitung

Leitfragen zur Selbstreflexion nach der Praxisbegleitung	
Name des/der Auszubildenden: **Einsatzbereich:** **Klasse/Kurs:**	
Leitfragen	**Antwort**
Welche Ziele haben Sie mit dem Pflegehandeln verfolgt?	
Haben Sie die angestrebten Ziele erreicht? Wenn nein, bitte begründen, warum nicht!	
Konnten/wollten Sie Ihre Kompetenzen steigern und ist es Ihnen gelungen?	
Hat sich der zu pflegende Mensch wohlgefühlt?	
Konnten Sie Abweichungen von der geplanten Pflege erkennen?	
Was ist Ihnen insgesamt gut gelungen?	
Was würden Sie beim nächsten Mal anders machen und warum?	
Welche Empfehlungen nehmen Sie aus der Reflexion und Beratung mit?	

13

Leitfragen zur Selbstreflexion nach der Praxisbegleitung	
Name des/der Auszubildenden: **Einsatzbereich:** **Klasse/Kurs:**	
Leitfragen	**Antwort**
Welche Ziele haben Sie mit dem Pflegehandeln verfolgt?	
Haben Sie die angestrebten Ziele erreicht? Wenn nein, bitte begründen, warum nicht!	
Konnten/wollten Sie Ihre Kompetenzen steigern und ist es Ihnen gelungen?	
Hat sich der zu pflegende Mensch wohlgefühlt?	
Konnten Sie Abweichungen von der geplanten Pflege erkennen?	
Was ist Ihnen insgesamt gut gelungen?	
Was würden Sie beim nächsten Mal anders machen und warum?	
Welche Empfehlungen nehmen Sie aus der Reflexion und Beratung mit?	

Leitfragen zur Selbstreflexion nach der Praxisbegleitung	
Name des/der Auszubildenden: **Einsatzbereich:** **Klasse/Kurs:**	
Leitfragen	**Antwort**
Welche Ziele haben Sie mit dem Pflegehandeln verfolgt?	
Haben Sie die angestrebten Ziele erreicht? Wenn nein, bitte begründen, warum nicht!	
Konnten/wollten Sie Ihre Kompetenzen steigern und ist es Ihnen gelungen?	
Hat sich der zu pflegende Mensch wohlgefühlt?	
Konnten Sie Abweichungen von der geplanten Pflege erkennen?	
Was ist Ihnen insgesamt gut gelungen?	
Was würden Sie beim nächsten Mal anders machen und warum?	
Welche Empfehlungen nehmen Sie aus der Reflexion und Beratung mit?	

Leitfragen zur Selbstreflexion nach der Praxisbegleitung	
Name des/der Auszubildenden: **Einsatzbereich:** **Klasse/Kurs:**	
Leitfragen	**Antwort**
Welche Ziele haben Sie mit dem Pflegehandeln verfolgt?	
Haben Sie die angestrebten Ziele erreicht? Wenn nein, bitte begründen, warum nicht!	
Konnten/wollten Sie Ihre Kompetenzen steigern und ist es Ihnen gelungen?	
Hat sich der zu pflegende Mensch wohlgefühlt?	
Konnten Sie Abweichungen von der geplanten Pflege erkennen?	
Was ist Ihnen insgesamt gut gelungen?	
Was würden Sie beim nächsten Mal anders machen und warum?	
Welche Empfehlungen nehmen Sie aus der Reflexion und Beratung mit?	

Leitfragen zur Selbstreflexion nach der Praxisbegleitung	
Name des/der Auszubildenden: **Einsatzbereich:** **Klasse/Kurs:**	
Leitfragen	**Antwort**
Welche Ziele haben Sie mit dem Pflegehandeln verfolgt?	
Haben Sie die angestrebten Ziele erreicht? Wenn nein, bitte begründen, warum nicht!	
Konnten/wollten Sie Ihre Kompetenzen steigern und ist es Ihnen gelungen?	
Hat sich der zu pflegende Mensch wohlgefühlt?	
Konnten Sie Abweichungen von der geplanten Pflege erkennen?	
Was ist Ihnen insgesamt gut gelungen?	
Was würden Sie beim nächsten Mal anders machen und warum?	
Welche Empfehlungen nehmen Sie aus der Reflexion und Beratung mit?	

Register

S. Lunk

Ausbildungsnachweis generalistische Pflegefachassistenzausbildung